北京四大名医学术思想研究

主 审 佘 靖 刘清泉

主 编 刘红旭 刘 平

副主编 李 岩 祝 勇 来晓磊

编 委（按姓氏音序排列）

安世栋	陈腾飞	崔希璋	丁雪霏	董兴鲁	高益民
韩偲偲	来晓磊	李 建	李 享	李 岩	李爱勇
李俊德	连妍洁	林孟柯	刘 平	刘红旭	刘卫红
娄 妍	吕景山	吕小琴	吕玉娥	裴 胜	裴学义
彭建中	尚菊菊	施小墨	宋文芳	宋祚民	王 帅
王国玮	王晓鹏	魏鹏路	薛钜夫	叶 明	张 磊
张海滨	张振民	赵伟琦	赵文景	周莹洁	祝 勇
祝肇刚					

人民卫生出版社

·北京·

图书在版编目（CIP）数据

北京四大名医学术思想研究 / 刘红旭，刘平主编 .
北京 ：人民卫生出版社，2024. 7. -- ISBN 978-7-117
-36520-8

Ⅰ. R-092

中国国家版本馆 CIP 数据核字第 20248YE363 号

人卫智网	www.ipmph.com	医学教育、学术、考试、健康，购书智慧智能综合服务平台
人卫官网	www.pmph.com	人卫官方资讯发布平台

北京四大名医学术思想研究

Beijing Si Da Mingyi Xueshu Sixiang Yanjiu

主　　编：刘红旭　刘　平
出版发行：人民卫生出版社（中继线 010-59780011）
地　　址：北京市朝阳区潘家园南里 19 号
邮　　编：100021
E - mail：pmph @ pmph.com
购书热线：010-59787592　010-59787584　010-65264830
印　　刷：三河市尚艺印装有限公司
经　　销：新华书店
开　　本：710×1000　1/16　印张：9　插页：4
字　　数：152 千字
版　　次：2024 年 7 月第 1 版
印　　次：2024 年 7 月第 1 次印刷
标准书号：ISBN 978-7-117-36520-8
定　　价：68.00 元

打击盗版举报电话：**010-59787491**　**E-mail：WQ @ pmph.com**
质量问题联系电话：**010-59787234**　**E-mail：zhiliang @ pmph.com**
数字融合服务电话：**4001118166**　**E-mail：zengzhi @ pmph.com**

《北京四大名医学术思想研究》
编写专家委员会

主 编 简 介

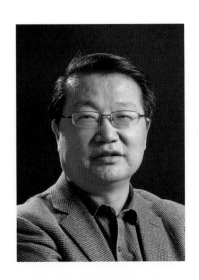

　　刘红旭，主任医师、教授，首都医科大学、北京中医药大学博士研究生导师，首都医科大学附属北京中医医院首席专家，首都名中医，全国老中医药专家学术经验继承工作指导老师，享受国务院政府特殊津贴。历任中华中医药学会心血管病分会副主任委员、介入心脏病分会副主任委员；北京中医药学会理事、心血管专业委员会主任委员；世界中医药学会联合会介入心脏病专业委员会会长、心血管病专业委员会副会长、心脏康复专业委员会副会长，美国心血管造影和介入学会理事（USA-SCAI/Fellow）。

主 编 简 介

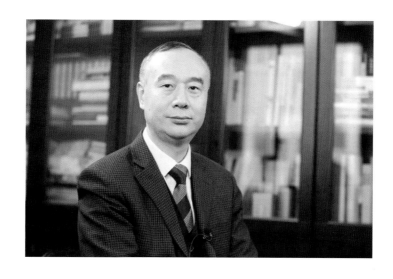

　　刘平,研究员。历任中华中医药学会学术部主任、学会副秘书长。参与北京市中医药管理局课题"北京四大名医学术思想研究"文献整理及研究工作；国家中医药管理局"中医临床特色优势研究""中医古籍整理规范"相关组织研究工作；中国科学技术协会《中医药学科发展报告》《中国中医药学科史》相关组织研究工作。主编《中国中医药学科史》《中医必读百部名著·温病卷》等。

佘　序

　　北京四大名医萧龙友、施今墨、汪逢春及孔伯华是民国至新中国成立初期著名的中医临床学家、教育家、思想家。1936 年 1 月民国颁布《中医条例》，规定"在考试院举行中医考试"。第一次考试时，医术精湛的萧龙友、孔伯华、施今墨、汪逢春四人作为主考官，从此即有了"北京四大名医"之誉称。但是四大名医作为京城的中医临床家、教育家和思想家，其贡献远远大于"主考官"之名。

　　萧龙友先生生于四川雅安，从医既无家传，也无师承。其祖母多病，常以中药调治，他便留心了解中医中药知识。在成都书院读书时，开始学习《内经》《难经》，打下了深厚的中医理论基础。1892 年川蜀流行霍乱，萧龙友随当地医生陈蕴生以中草药进行救治，由此声誉鹊起。萧龙友先生从政期间，公事之余经常免费为人诊病。1928 年萧龙友弃官行医，于北京兵马司胡同正式悬壶。施今墨先生祖籍浙江萧山，早年因母亲体弱多病，萌发医学志向，13 岁拜舅父安阳名医李可亭先生为师。1902 年施今墨奉父亲之命进入山西大学堂及京师法政学堂学习，认识了辛亥革命领袖黄兴并加入同盟会，行医的同时，从事社会活动。1921 年弃政从医，悬壶北京，精研医术，成为誉满全国的一代名医。1969 年 8 月 22 日施今墨先生病逝，捐献遗体供医学研究，是我国第一位将遗体捐献给医学事业的老中医。汪逢春先生，江苏苏州人，出身吴门望族，受业于吴中名医艾步蟾老先生，壮岁来京，悬壶京都 40 余年。汪逢春先生勤于临诊，疗效有口皆碑。著《泊庐医案》留世。一生最大憾事，是未能像四大名医中的另外三位，亲身经历新中国成立以后中医事业的兴旺发达。孔伯华先生原籍山东曲阜，祖父为清朝进士，擅长岐黄之术，自幼耳濡目染，14 岁立志专攻医学，遍读家藏善本医书。16 岁随父宦游河北，拜当地著名中医梁纯仁、蔡秋堂老先生为师，精研医术，疗效日渐长进，名声广及远近。26 岁时应聘清朝政府所设的唯一中医机构——外城官医院担任内科医官。辛亥革命以后，孔伯华先生辞去医官，在北京悬壶应诊,此时孔伯华先生已经誉满京师,闻名全国,与施今墨、萧龙友、汪逢春并称为"四大名医"。

新中国成立以前,从北洋军阀政府到国民党行政当局,均对中医采取歧视、压制和排斥政策。四位前辈认识到必须大力发展中医教育事业,培养中医后继人才。萧龙友与孔伯华先生在极为艰难的条件下,创办了北平国医学院,学院历时 15 载,培养学员 700 余人,对当时的中医事业起到了挽救和促进作用。施今墨先生先参与萧龙友、孔伯华先生合办的北平国医学院并亲自任教,后又慨然捐出自己应诊所得收入创办华北国医学院,并在中央国医馆立案,历时 17 年,入学 636 人,毕业 347 人。两校许多毕业生后来成为国内著名的中医专家、学者或行政管理人才。汪逢春先生热心中医教育事业,在北京天安门内侧朝房创办国药会馆讲习班,著有《中医病理学》作为讲习班教材。北京四大名医为推进中医教育事业,作出了积极的贡献。

四位中医前辈长期从事中医临床工作,推动中医教育,促进中医发展;同时四位老先生均具有十分开明的态度和宽阔的胸怀,主张中西医团结合作。萧龙友先生认为中医、西医均是生命科学,在所作《七律》中有"医判中西徒有名,天公都是为民生"的诗句。施今墨先生是近代中国推进中西医结合最积极的中医学者之一,提倡辨病与辨证相结合,1954 年曾撰文《编辑中医统一标准用书》,提倡简化中医病名。孔伯华老先生早年曾多次与西医学者共同组成防疫队,深入晋绥鼠疫流行地区开展防疫工作。汪逢春先生在北京西河沿行医时,每逢初一、十五停诊,与学生讨论病例,其间经常邀请著名西医专家如著名妇科专家林巧稚等一同研究各种疑难病案。新中国成立以后,几位名老中医更加积极地投身中医事业。新中国成立之初,周恩来总理曾多次征询施今墨、萧龙友及孔伯华等人创办中医医院、中医学院、中医研究院的建议和方案。1952 年,孔伯华老先生曾写信给毛泽东主席以促进中医教育。1954 年萧龙友先生在全国人民代表大会上,积极提案设立中医学院。1956 年国家采纳他的提案,在北京、上海、广州及成都创办了四所高等中医学院。

北京四大名医,籍源祖国东西,学渊大江南北,汇聚京城。他们的临证经验,造福北京百姓;他们的教育成就,广济中医后学,为祖国医学的继承和发展作出了突出的贡献。他们的学术思想,也成为燕京医学的重要组成部分。多年前我在北京工作时,在北京市中医药管理局立项"北京四大名医学术思想研究"课题,希望对四大名医的学术思想进行整理、研究;后来到卫生部工作,忙于行政,疏于参与。本书的内容是志于此项工作的同道们研究工作的一个总结,欣以为序。

原卫生部副部长兼国家中医药管理局局长、
中国宋庆龄基金会副主席　佘　靖
2021 年 6 月

王 序

中医学源远流长,从华佗、扁鹊,到张仲景、孙思邈,再到李时珍、叶天士,代有人才出,几千年来,为中华民族的生生不息与繁衍发展作出了重要的贡献。1840年鸦片战争爆发,中国由封建社会转变为半殖民地半封建社会,西方的科技文化逐渐渗透到中国的传统文化中,对中医学也产生了很大的影响,中医药学面临前所未有的机遇与挑战,中医学的特色优势如何得以传承、发扬和光大,是我们中医人面临的重要课题。

萧龙友、施今墨、汪逢春、孔伯华,四位同时代均悬壶于北京,并称北京四大名医。萧龙友,原名方骏,字龙友,四川三台县人,萧家五代定居四川,曾祖父、祖父为清代拔贡。萧龙友自幼受父亲严格教育,自幼诵读经史。在成都书院读书时学习《内经》《难经》,打下了深厚的中医理论基础。1928年萧龙友弃官行医,悬壶京城。施今墨,原名毓黔,字奖生,祖籍浙江。1881年4月16日生于贵州,故名毓黔。施今墨先生因母亲体弱多病,萌发学医治病的志向,13岁时拜舅父李可亭先生为师。1921年施今墨先生悬壶北京,成为誉满全国的一代名医。汪逢春先生出身吴门望族,受业于吴中名医艾步蟾老先生,悬壶京都40余年。应诊时门庭若市,疗效有口皆碑。孔伯华先生原籍山东曲阜,自幼立志专攻医学,遍读家藏善本医书。26岁时应聘外城官医院担任内科医官。辛亥革命以后,在北京辞官悬壶。孔先生对《内经》病机十九条关于火与热的论述有独特的发挥,临证擅用石膏,有"石膏孔"之美誉。

1936年民国政府颁布《中医条例》,规定"在考试院举行中医考试"。萧龙友、孔伯华、施今墨、汪逢春四人作为北京第一次中医考试主考官,即有了"北京四大名医"之称。四大名医虽以考试主官立名,但是他们不仅仅是医术精湛的中医临床家,更是当代中医学的教育家和思想家。民国中医立废存去激烈相争之际,萧龙友、孔伯华、施今墨先后创办北平国医学院、华北国医学院,汪逢春创办中医讲习所。新中国成立后孔伯华先生写信给毛泽东主席以促进中医教育,萧龙友先生在全国人民代表大会上提案设立中医学院。他们以毕生的努力,为祖国传统医学的继承和发展作出了突出的贡献。

习近平总书记指出,中医药学包含着中华民族几千年的健康养生理念及其实践经验,是中华文明的一个瑰宝,凝聚着中国人民和中华民族的博大智慧。守正创新,传承精华,是每一个中医人的任务,能为北京四大名医学术传承做一点事,也是我个人的幸事,欣以为序。

中华中医药学会秘书长　王国辰
2021 年 6 月

刘　序

北京中医医院始建于 1956 年,是全国成立最早的大型综合性中医医院。建院之初,医院荟萃了北京地区众多著名的中医专家,可谓群星璀璨,因疗效卓著享誉全国。因为医院地处北京市中心平安大道的宽街路口,而有了百姓熟知的"宽街中医医院"。2003 年,北京中医医院成为首都医科大学附属医院。经过六十余年的传承与发展,北京中医医院形成了自己独特的医院文化,这种文化凝练成北京中医医院的院训"仁术勤和"。北京中医医院众多名家的学术思想、文化积淀,也成为燕京医学的重要组成部分。

萧龙友、施今墨、汪逢春、孔伯华为祖国医学的继承和发展作出了突出的贡献,他们的学术思想也是燕京医学的重要内容。首都医科大学附属北京中医医院建院 60 余年来,很多四大名医后人、门徒及学生在这里工作,成为一代又一代的京城名医,成为北京中医医院医院文化和学术特色的重要代表,为北京中医医院的发展作出了重要的贡献。由北京中医医院承担的北京四大名医研究课题,对燕京医学传承与发展有重要价值,希望课题组成员能够继续努力,不断有新的成果,为北京青年中医学者提供启迪。特以为序。

首都医科大学附属北京中医医院院长　刘清泉

2021 年 6 月

前　言

　　萧龙友(1870—1960)、施今墨(1881—1969)、汪逢春(1882—1948)、孔伯华(1884—1955),是自清末,历民国,至中华人民共和国成立初期享誉全国的四位著名中医学家,四位均悬壶于北京,并称北京四大名医。

　　萧龙友幼时祖母多病,常以中药调治,他留心观察,并到药店请教;进而学习《内经》《难经》等中医经典,打下了深厚的中医理论基础。1928年萧龙友弃官行医,在北京正式悬壶。萧龙友先生治学严谨,临证时重视中医诊法,主张四诊合参,内妇儿科均擅长,尤其擅治老年慢性疾病。在调理虚证方面有独到见解,强调务须"择其可育可培者施之";善用育阴培本之法,重视疏理气机,立法因人而异;临证处方用药精益求精,强调中药炮制对药性、归经及临床应用的影响。先生生前著有《现代医案选》及《整理中国医药学意见书》《息园医隐记》《天病论》等文,但未能将其临证经验、学术思想进行系统整理;其子女、学生有回忆文章及医案整理,发表于各种医学期刊。

　　施今墨13岁时拜舅父安阳名医李可亭为师,7年之后已精通中医理论,可以独立行医。1921年施今墨先生悬壶北京,成为誉满全国的一代名医。施今墨先生中医理论造诣很深,对《内经》《难经》有深刻的钻研,尤其擅用《伤寒》《金匮》诸方,并推崇孙一奎的《赤水玄珠》和张石顽的《张氏医通》。施今墨先生强调气血辨证,提出阴阳为辨证总纲,表里虚实寒热气血为八纲,提倡辨病与辨证相结合。治疗外感疾病提出表证不可只知发汗,切记注意清里;慢性虚损疾病强调补益先天、后天之本。施今墨先生处方常根据辨证将多个方按君、臣、佐、使组合为一个方剂。用药时善于两药合用,协同以增加功效,制约以防止偏胜,世称"施氏药对"。施今墨先生一生诊务繁忙,后人及学生著有《施今墨医案》《施今墨临床经验集》及《施今墨对药临床经验集》刊行于世。

　　汪逢春先生自幼受业吴中名医艾步蟾先生,壮岁游京,悬壶北京40余年,直至1948年病故。汪逢春先生"诊疾论病循规前哲,应乎气候方土体质",擅治时令病、胃肠病及妇科病。著名温病学家赵绍琴教授曾从师汪逢春先生,将先生治疗湿温的经验总结为芳香宣化、芳香疏解、芳香化浊、轻扬宣解、宣肃疏化、轻宣清化、辛开苦降、宣化通腑、轻通胃肠泄化余邪、甘润和中泄化余邪十法。汪逢春先生生前著有《中医病理学》《今冬风温症之我见,愿与诸同人商榷之》《猩红热与痧疹之分辨》《为本市小儿科专家谨陈刍言,希鉴纳之》等文章,收载于其弟子谢子衡等编辑的《泊庐医案》,可以反映汪逢春先生的学术思想和医疗经验。

孔伯华先生14岁立志专攻医学,遍读家藏善本医书,拜著名中医梁纯仁、蔡秋堂老先生为师。26岁应聘到北京任外城官医院医官,后辞官在北京悬壶应诊。孔伯华先生主张"熟悟经旨,不泥于古,重视变异,辨证论治"。赞赏徐大椿的《病同人异论》,主张治病因人、因地、因时制宜。孔先生对《素问·至真要大论》病机十九条关于火与热的论述有独特的发挥,他推崇金代刘河间"寒能胜热、辛凉解表"及朱丹溪"阳常有余,阴常不足"的学术思想。强调重视肝脾关系,认为脾湿与肝热是湿热病的主要病理基础,在认识上形成了"湿热彰盛"的湿热病学说。孔伯华先生临证尤擅长使用石膏,有"石膏孔"之美誉。孔伯华先生早年著有《传染病八种证治晰疑》,晚年有《时斋医话》《脏腑发挥》《诊断经验》《中风说》《痢疾说》等,生前均未能付梓,由后人整理为《孔伯华医集》出版。

四位中医前辈不但具有丰富的临床经验,而且均具有深厚的中医理论基础。他们尚古而不泥古,尊古而有创新,正确地把握继承与创新的关系,在长期的临床实践中形成了独特的学术风格,他们的学术思想在北京乃至全国范围内具有广泛的影响。北京四大名医既是中国现代中医临床大家,也是著名的中医教育家、思想家。新中国成立之初,健在的三位名医萧龙友、施今墨及孔伯华积极为创办中医医院、中医学院、中医研究院建言献策。1954年萧龙友先生在全国人民代表大会上提案设立中医学院;1956年国家采纳他的提案,在北京、上海、广州及成都创办了四所高等中医学院。北京四大名医在中医学近半个世纪的发展历程中发挥了重要促进与推动作用。总结四大名医学术特点,弘扬四大名医学术思想,发挥中医药优势与特色,造福于广大人民群众,是当代中医学者面临的重要课题。

本书的工作源于多年前北京市中医药管理局"北京四大名医学术思想研究"课题,希冀对四大名医的从医经历、学术思想、临证经验、技术专长、社会活动,以及对后世的影响等方面进行总结。由于工作繁忙及能力所限,课题工作尚有诸多不足,内容挂一漏万,远远不能涵纳四大名医的学术成就。所著只是工作收获的总结,多年前诚邀多位名医哲嗣、传人参与本课题工作,本书也是对诸多为本课题作出贡献的前辈、同道以为答谢,同时希望能有更多的人参与四大名医学术思想的继承与发扬。

首都医科大学附属北京中医医院 刘红旭

2021 年 **6** 月

目　录

第一篇　总　论

第二篇　分　　论

第 一 篇

总　　论

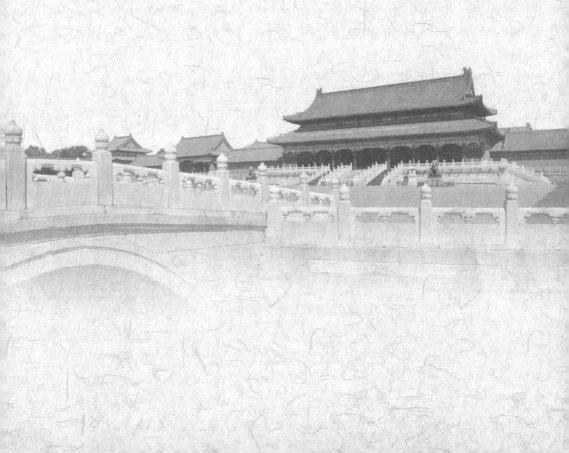

第一章 北京四大名医形成的社会历史背景

萧龙友（1870—1960）、施今墨（1881—1969）、汪逢春（1882—1948）、孔伯华（1884—1955），是清末、民国，直至中华人民共和国成立初期享誉全国的四位著名中医学家，四位均悬壶于北京，并称北京四大名医。北京四大名医生活的年代，主要是清末至民国时期（汪逢春在新中国成立前夕去世），这一时期是中国社会从政治到经济文化大动荡的时期。综观中医学 2 000 多年的发展历史，各个时代的医学发展和名医的产生，无一不打上时代的烙印。所以研究北京四大名医就不能离开其时代和社会背景。

一、西学东渐，中医处境险恶

1840 年鸦片战争爆发，中国由封建社会转变为半封建半殖民地社会，同时，西方的科技文化逐渐渗透到中国的传统文化中，而且西方的科技文化被称为是"新学"。这个时期出现了著名的洋务派，其口号为"中学为体，西学为用"，我国自然科学也开始脱离传统模式，向世界科学融会变革。

西学东渐对中医学也产生了很大的影响。明末清初，以利玛窦（1552—1610）为代表的西方传教士相继来华，带来了一些西方科技，其中包括西医药内容。鸦片战争后，诸多传教士医师来华，至十九世纪末，不到半个世纪，就使西医医院、诊所、学校以及书刊遍及全中国。而西医学传入中国也经历了一个从被猜疑到得以肯定、从被拒绝到主动吸收的过程。随着西医学的被认同，中医学则沦落到被种种非难和否定包围的局面之中。

首先，中医面临的是来自当时政府部门的摧残扼杀。北洋政府时期，1912 年 7 月 10 日至 8 月 10 日召开了第一届临时教育会议，会后正式公布了《中华民国教育新法令》。其中有两个关于医药教育的法令：1912 年 11 月部令第 25 号《医学专门学校规程令》，学科共计 48 门；部令第 26 号《药学专门学校规程令》，学科共计 31 门，以上 79 门学科中均未列中医中药。1913 年 1 月，教育部颁布大学规程，大学共分文、理、法、商、工、农、医七类，医类又分医学与药学两门，医学门的科目共有 51 科，药学科目共有 52 科，但也都没有将中医药学科列入其中。北洋政府的倒行逆施引发了近代医学史上首次抗争救亡运动，1913年10月来自19个省市的医学团体响应并派代表参加了"医药救亡请愿团"。北洋政府在群众舆论压力下，教育部和国务院答复，表示并非对中医有所歧视和有废除之意，同意要求，准备筹办，这次请愿初步胜利。请愿引起了民间组织的关注，全国教育会联合会和中华教育改进社对中医办学给予了极大的支持。1925年8月中华教育改进社在山西太原召开第4届年会，医学教育组提案为：《请教育部学校系统添列中医一门案》《由本社请教育部规定中医学校课程并编入学校系统案》。1925年9月，全国教育联合会于长沙举行第11次年会，会议决案第16项为："请教育部明定中医课程并列入医学规程案。"

1929年2月23日至26日，国民政府卫生部在南京召开第一届中央卫生委员会行政会议，会议讨论了由余云岫等4人提出的四个废止中医提案，合并为"规定旧医登记案原则"，其中有"禁止旧医学校"一项。同年4月29日，国民政府教育部布告第八号，令中医学校改称传习所，不在学制系统之内，不需呈报教育机关立案。这一提案激起了全国中医界的公愤，上海各中医学术团体率先揭竿而起，通电全国，表示反对。全国各地的知名中医和中医团体纷纷响应，在北京，孔伯华、施今墨等名医四处奔走，呼吁各界人士支持中医，并组织了华北中医请愿团。不久，来自各地的中医界人士汇聚上海，其中有华北中医界代表孔伯华，浙江中医界代表裘庆元、曹炳章，云南中医界代表吴佩衡等。1929年3月17日，全国中医界代表在上海举行了声势浩大的抗议集会，到会者包括全国15个省、131个中医团体的262名代表。这就是震惊中外的"3·17"事件。会上推举了5名代表组成联合请愿团，前往南京请愿。由于全国中医界的奋力抗争，终于迫使当局收回成命，使中医免遭灭顶之灾。

二、振兴中医，探索学术革新之路

在政府的屡屡摧残和废止下，中医发展受到前所未有的阻力，为振兴中医，许多有识之士开始了漫漫探索中医学术革新之路。1904年周雪樵在上海创办了《医学报》，在《发刊辞》中确立了"为群学之胚胎，改良之起点"的办刊宗旨，积极倡导引进西医、改良中医。1907年中国医学会成立，《医学报》成为该会的机关刊物；1910年5月，中国医学会改称为中国医学公会，《医学报》也改名为《医学公报》，于数月后停刊。他创办的医学研究会，明确主张"以中学为体，以西学为辅"。1906年6月，上海成立上海医务总会，该会第一次议员会议决定办理四项工作：编辑中医教科书、开办医科学校、兴办卫生事宜、筹备医院。1908 年绍兴医药学研究社的何廉臣、裘吉生创办了《绍兴医药学报》，该刊宗旨为："于国医学之足以保存者，则表彰之；于西医学之足以汇通者，则进取之；于中西医学之各有短长处，则比勘而厘订之。"该刊至 1911 年 10 月共出版 44 期，而后停办。1915 年 7 月复刊，裘吉生任主编。1922 年，该刊迁至杭州，并改为《三三医报》，一直持续到 1929 年。

这一时期还出现了许多中西医学汇通医家，其代表人物有陈定泰、罗定昌、朱沛文、唐宗海（一般称他为"汇通第一人"）、张锡纯等，他们掀起了中医学术革新的潮流。接着在 20 世纪 20 年代至 30 年代，兴起了"中国科学化"运动，其中心内容是："以科学的方法整理中国固有的文化，以科学的知识充实中国现在的社会，以科学的精神光大中国未来的生命。"并提出"科学社会化，社会科学化"的目标。国内医学界最迟到 1928 年已明确提出"医学科学化"的口号。最先提出"中医科学化"的并非中医。谢筠寿说："其果有志于医药事业，抱医国之愿者，还请以科学作根据，将吾国旧有之经验，使之科学化，实事求是，致力研究。""废止中医案"披露后，侯光迪也说过："中国医学，在数千年前已具科学雏形……现在科学昌明时代，理宜急起直追，未尝不可发挥光大……第一步工作，是统一医学名词；第二步工作是审定医学著作、编辑教科书；第三步工作是整理实验方案，研究特效药。"到 1931 年，"中医科学化"已经遍及全国了。支持这一主张并对后世产生广泛影响的医家有陆渊雷、施今墨、谭次仲、张赞臣、余无言等。陆渊雷主张立足中医，吸收西医精华，互相取长补短，认为中西医论争的关键在于中医自身是否完善，否则难以自存。强调中医学必须吸收科学知识，而科学化工作只有中医才能胜任。他认为中医科学化应从证候入手，他说："中医用药的标准，只问证候，不问病名。因而，一种病可以先后用几个药方，一个药方也可以适用于好多种病。"认为从中药化学分析入手研究中医治疗疾病机制的方法不足取。他强调将中医证候与药性两个方面参合起来研究，才易于理解中医学理。从他制定的中医教育方针来看，在课程中加强了解剖学、生理学等西医课程，以弥补中医学在这方面的不足，同时，在有突出效果和特点的中医病理学、治疗学等方面则以中医为主，并补充了西医的各种诊断方法，充分体现了"不分中西，沟合熔冶"的思想。

当时的中医界，在得不到政府支持的情况下，只能自强自立，自谋生路。许多有识之士几乎不约而同地认识到发展教育是振兴中医的必由之路，于是，他们把自己辛苦劳动得到的诊费积攒下来，义无反顾地用这些血汗钱开办起中医院校。他们在办学中历尽艰辛，耗尽心血，写下了近代中医史上悲壮的一幕。这些中医药院校培养了大批中医药人才,为中医药在被政府歧视的状况下得以生存作出了巨大的贡献。

另外,为了促进学术交流,也为了团结起来同企图扼杀中医的势力斗争,各地中医界还组织起许多学术团体。如1910年,由丁福保任会长,在上海成立了中西医学研究会。1912年,神州医药总会在上海成立,全国设有分会40多个,会员6 000多人。影响较大的中医学术团体还有1919年成立的山西中医改进研究会,1921年由丁甘仁等创立的上海中医学会等。

三、北京的特殊历史背景

以上是四大名医时期整个中国的社会历史背景,而北京地区的社会历史背景,又有其相对特殊的地方,主要表现在以下几点。自15世纪明朝在北京建都,宫廷御医就成为北京地区中医的主要流派。朝廷官办医学教育,主要是太医院教习厅。太医院乃清廷官办医学机构,教习厅专司医学教育,同治六年(1867)太医院教习厅复设医学馆,改良对医学教育之管理,是宫廷太医院办学之延续。光绪末年设立京师大学堂,并设立医学堂,兼授中西医课程。另外,传统的师带徒教育也是近代中医学术继承和发展的重要形式。但是,当清朝灭亡后,宫廷医学教育也随之消失,而如上所述,取代清朝政府的北洋政府和国民政府则极力要废止中医,造成这一时期北京地区的中医教育处于青黄不接的状态。而南方江浙一带,历代多出名医。此时,在上海、广东等地都已经率先办起了中医学校,而北方地区则相对薄弱,无影响较大的中医学校。所以四大名医办学起到了承上启下的作用,填补了北京这一时期中医教育的空白。正因为四大名医对中医教育做出的不可磨灭的贡献,才使他们成为家喻户晓的四大名医。正是在这种特殊社会和历史环境下,北京四大名医产生了。

四、"北京四大名医"的起因

有关"北京四大名医"形成的起因,一般认为是因为四大名医担任了中医考试的主考官。1936年1月22日国民政府颁布了《中医条例》,条例第一条规定:"在考试院举行中医考试以前,凡年满二十五岁具有下列资格之一者,经内政部审查合格,给予证书后,得执行中医业务。一、曾经中央或省市政府中医考试或甄别合格,得有证书者。二、曾经中央或省市政府发给行医执照者。三、在中医学校毕业,得有证书者。四、曾执行中医业务五年以上者。"在北京进行第一次中医考试时,当局挑选了医术精湛、颇负盛名的萧龙友、孔伯华、施今墨、汪逢春四人作为主考官,负责试题命题与阅卷。从此他们四人即有了"北京四大名医"之誉称。如谢海洲讲:"当时北京市卫生局聘请他们4位作中医考试的主考官,凡是在北京市参加中医师考试的,都要经过这4位主考官的考查。当时中医考试挂的4块牌子,就是这4位名医。而且他们在群众中有很高的威望和很好的口碑,就叫开了'四大名医'。"他还说:"考试分为理论、口试、看病。每3年考一次。"谢海洲说,他自己的口试就是由施今墨主考的(谢海洲先生于2002年9月13日接受采访时的口述材料;采访地点:广安门医院会议室)。

参考文献

[1] 邓铁涛.中医近代史[M].广州:广东高等教育出版社,1999:272.
[2] 邓铁涛.中医近代史[M].广州:广东高等教育出版社,1999:77.
[3] 邓铁涛.中医近代史[M].广州:广东高等教育出版社,1999:83.
[4] 邓铁涛.中医近代史[M].广州:广东高等教育出版社,1999:287.
[5] 邓铁涛.中医近代史[M].广州:广东高等教育出版社,1999:285.
[6] 邓铁涛.中医近代史[M].广州:广东高等教育出版社,1999:353.
[7] 邓铁涛.中医近代史[M].广州:广东高等教育出版社,1999:367.
[8] 彭光华.中国科学化运动协会的创建、活动及其历史地位[J].中国科技史杂志,1992(1):13.
[9] 谢筠寿.南京旧医出身之形形色色[J].医药评论,1929(1):24.
[10] 陈无咎.一般西医评论之评论[J].医界春秋,1929(34):1-2.
[11] 邓铁涛.中医近代史[M].广州:广东高等教育出版社,1999:78-84.
[12] 陆渊雷.改造中医之商榷[J].中国医学月刊,1929,1(5):12.
[13] 邓铁涛.中医近代史[M].广州:广东高等教育出版社,1999:352-363.
[14] 邓铁涛.中医近代史[M].广州:广东高等教育出版社,1999:110-114.
[15] 邓铁涛.中医近代史[M].广州:广东高等教育出版社,1999:311-313.

（李　岩）

第二章 北京四大名医成长历程共性研究

"北京四大名医"是京津地区的百姓对于活跃于民国时期北平中医界的四位医家的荣誉称谓,目前公认的"北京四大名医"是指萧龙友、施今墨、孔伯华、汪逢春四位医家。四位医家医名卓著,除文史资料记载的颇多轶事之外,更有当年蒙其医泽者口口相传至今的医疗事迹。随着中医学术的繁荣发展,对于四位医家的医疗经验和生平事迹的研究也越来越多,而对于四位医家的成长过程中的共性至今尚无相关研究。四位医家生于晚清,经历北洋政府时期、南京国民政府时期及新中国成立(汪逢春于1948年逝世)。个人的成长历程中会深深烙上时代印记,四位医家在共同的历史背景下生活,其成长历程必有共同之处。通过探讨其成长历程之共性,可还原民国时期燕京医学的历史真相,对于当今中医学者之成长也会有借鉴意义。

一、出身于当地名门望族

萧龙友祖籍为现四川省三台县鲁班镇,萧氏家族为川南望族。萧龙友之曾祖父萧鸿吉是清代道光年间拔贡,诗人及教育家,早年足迹遍及数省,有《枞塘诗草》等十余万字著作存世,后担任雅安教育官职28年之久,弟子门生遍及四川省。萧龙友之父萧端澍,拔贡后曾在四川各县担任教育官职,后再次参加科考中举,在湖北多地任知县,并升迁为直隶州知州,曾协助张之洞、盛宣怀办理洋务。萧龙友之叔父萧端洁为举人,曾在军机处担任四品章京。萧龙友亦在清光绪丁酉年拔贡,故萧氏家族有"一门三拔贡两文举"之誉,在当地享有盛名。萧氏家族除仕途昌盛之外,又皆精于书画诗词,在士林之中有极高之地位。施今墨祖籍浙江萧山,其祖父施济航为清朝翰林,曾在多地为官,施今墨出生在其祖父往云南曲靖任知府的路上(彼时正途经贵州,故赐名施毓黔)。李秉衡为施今墨之外祖父,为晚清重臣,曾任多省巡抚。施今墨之父施箓航,在多地为官,去山西为官时携施今墨同行,并送其入山西大学堂读书。施今墨之姐姐,嫁于山西巡抚陆钟琦之公子。孔伯华为孔子之后裔,原籍山东曲阜,出生于济南。其祖父孔宪高为进士,曾在河北省多地担任过知县,其祖母为内阁大学士徐桐之女,孔伯华的父亲孔庆宪是河南的候补知县。汪逢春出生于江苏吴县(即现在的江苏省苏州市),先世皆以儒为业,为当地大户,汪逢春排行第六,七弟为官,五哥从商,汪逢春母亲过世时由苏州知府"点主",其余事迹已不可考。由以上的资料来看,北京四大名医皆出身于名门望族,除汪逢春可考事迹较少之外,其余三位皆是官宦之家,直系亲属都有科举功名,萧氏"一门三拔贡两文举",施今墨家族有进士并进入翰林院(入翰林院为一等进士之殊荣),姻亲中有两位一品大员,孔氏家族有进士及知县。四位医家皆出身于名门望族,教育资源丰富,为后来成长为一代名医奠定了基础。可见,家庭教育是一个人受教育的开始,良好的家庭教育会一生受用。

二、少年时代兼习医药

萧龙友、施今墨、孔伯华、汪逢春四人少年时代主要以接受传统教育为主,如"四书五经"等科举考试必须读的书。但是四位医家在习举子业外,都或多或少地开始接触医药。萧龙友祖上即从事药材生意,因四川药源丰富而迁居四川。在萧龙友的少年时代,族人中有许多从事医药之人。萧龙友幼时喜欢医药,常去药店观摩,也常阅读家中所藏的医籍。施今墨13岁时,在其舅父河南名医李可亭门下系统学习中医7年。汪逢春在读书之余,拜当地名医艾步蟾系统学医5年。孔伯华随祖父宦游,其祖父精于医,孔伯华少年时代,读书之外即随侍行医,耳濡目染。从其四人少年习医的经历来看,萧龙友属于业余学医,凭兴趣学习,主要为了治疗其母的崩漏。施今墨、孔伯华、汪逢春都是系统学习,有专门的老师指导,有明确的师承。四人家族中,除了汪逢春家族不可考之外,其余三位都有从事医药的族人。

三、担任政府公职

萧龙友青年时代曾多次参加科举考试,并在多地担任过政府幕僚,后入四川尊经书院学习。学习期满,获丁酉拔贡,由此进入仕途,由八旗教习当起,然后到山东诸县担任知县12年,政绩突出。民国之后仕途尤其亨通,先后在北洋政府的财政部、农商部、交通部、国务院、总统府任职,参与大量国家机要事务。施今墨晚于萧龙友十余年出生,其青年时代科举已经没落。清政府提倡新学,施今墨先后入山西大学堂、山西政法学堂、北京京师大学堂读书。毕业后曾参与孙中山总统就职典礼,协助黄兴制定陆军法规。其与南京政府过从甚密，担任最高职务为湖南省教育厅厅长、中央国医馆副馆长。汪逢春习举子业，并于 1906 年到北京参加科举考试，但到北京后才发现，科举考试已经于 1905 年 9 月底废除。但因他已经有了当官的资质（可能为举人，否则不会入京参加考试），所以入法部任七品京官（亦有说任法医者）。孔伯华于 1884 年出生，他在 14 岁时即明志从医。于 1915 年 31 岁时，受聘担任外城官医院医官八年。四人从仕途而论，萧龙友从政时间最长，达 30 年，职务亦最高，与当时政府高层人员关系最密切。施今墨从政时间为 10 年，而且仕途并不顺利。汪逢春在政府机构工作 6 年，并不参与实际政事，但因其与当时在北京商部主事师父力钧的关系，汪逢春与晚清政府人员交往较密切。孔伯华则因朱启钤之帮助在政府的公立医院任职 8 年，先后八次承担国家的传染病防疫任务。

　　善于治病的医家并不缺乏，而能成功创办医学教育并在社会各界享有盛誉的医家并不多见。创办医学教育从而影响了一个时代，是天时、地利、人和多方面的条件综合而实现的，四位医家早年都有在政府工作的人生经历，对其医疗事业的成功有着不可估量的作用。

四、公职之余治病救人

　　北京四大名医生活在清朝的时间，萧龙友是 41 年，施今墨是 30 年，孔伯华和汪逢春是 27 年。清代没有严格的卫生从业许可制度，不需要通过考核授权即可行医。四位名医早年业余时间即为患者诊治疾病，萧龙友早年先为其母诊治崩漏之患（其后来于妇科颇为擅长，可能与诊治母亲之病而努力钻研妇科有关），22 岁在成都尊经书院时遇到 1892 年四川省霍乱流行，与一位名叫陈蕴生的医生一起沿街施治且赠送医药，此为萧龙友第一次大批量诊治患者。霍乱会导致严重脱水和人体酸碱失衡电解质紊乱，在静脉输液普及之前，霍乱属于危急重症。此次霍乱的诊治，极大地提升了萧龙友的实战技能，尤其救治危重病的能力。此后，萧龙友在山东为官 12 年，公余为同僚及百姓诊治疾病，医名日益隆盛，1906 年清光绪皇帝病重，第二次面向全国招聘御医，山东巡抚袁树勋推荐了萧龙友（当时萧龙友力辞未就）。萧龙友 1914 年入京后，公余诊疗更为繁忙，权贵政要都曾蒙其诊治，医疗事迹见于同时代各种笔记杂著之中（具体事迹不再赘述），医疗声名由此更加盛大。施今墨 1911 年于京师法政学堂读书，毕业后参政，间断行医，这一阶段业余时间行医事迹记载较少，但以其 1924 年（即在北京专职行医第三年）即被推荐为孙中山诊治疾病，以及在 1929 年即担任中医最高管理机构——中央国医馆副馆长之职务(当时萧龙友仅担任北平分馆的馆长之职),可推知其早年在辛亥领袖黄兴麾下时,即已经凭借精湛的医术为同盟会的革命元老所熟知。孔伯华在习儒期间即为族人诊治疾病,此为业余行医之始。弱冠之年,曾游历数省,彼时倡导读万卷书行万里路,学成之后游历以增加阅历,是读书成长的必然之路,游历途中间断行医,其自述云:"余家人众多,又无恒产,病者恒自医,以是见之于亲友,邀余者日众,20 岁以后名医术,遍游数省,渐闻于社会。"汪逢春来京在法部任职,公余时间跟随力钧习医,力钧曾经为慈禧及光绪诊病,王公大臣亦争相延请诊治。汪逢春由此医名渐为同僚所知,公余为同僚义诊,应手辄效。

医学是实践之学,在学业完成后必须经过大量的临床实践,才能成长为一名合格的医生。四位医家在担任政府职务期间,从未停止过医疗活动,这些医疗实践是其后续能成长为一代名医的必要条件。

五、辞去公职开业行医

四位医家按照其开业行医的先后顺序排列为汪逢春、施今墨、孔伯华、萧龙友。汪逢春供职于法部,1911 年辛亥革命爆发,各省纷纷响应,清朝政府岌岌可危,作为政府官员的汪逢春认为继续从政前途暗淡,遂辞去公职,于 1911 年开业行医,地点在现在前门外五斗巷。开业第五年,因门诊患者太多,五斗巷诊所不够容纳,遂将诊所迁至西河沿正义祠堂,此年汪逢春27 岁。施今墨最后一次参与非医疗的政事是 1919 年协助熊希龄创办香山慈幼院,担任副院长 1 年。香山慈幼院后来闻名中外,各界名流争相访问参观。起初是慈善事业,后来因其优良之教育吸引了许多世家子弟就读,施今墨首创之功不可没,但因无法施展政治抱负,厌倦政事,遂于 1921 年开业行医,地点在宣武门内茄子胡同(今新华社一带),此年施今墨 40 岁。四大名医中,孔伯华自 14 岁起即立志从医。孔伯华 1915 年开始在外城官医院任职,在任职 8 年之后,因为业务繁忙,所以辞去公职,于 1923 年开始独立开业行医,地点在现在西城区西斜街,当时孔伯华是 39 岁。萧龙友于 1928 年行医,这一年北伐胜利,北洋政府垮台,被国民革命军接收(阎锡山负责接收京津)。萧龙友不愿南下再任官职,政治生涯就此结束,遂专职行医,地点在现西城区兵马司胡同,时年 58 岁。

四位医家开业行医有其共性,即在开业之前医疗名声已经广为人知,一经开始专业性医疗,医疗事业更加昌盛。人生于社会之中,虽辞去公职,原有的社会关系仍然存在。他们在开业行医之前,已经是社会名流,开业之后,又是社会名流兼社会名医,所交往的都是极具有社会影响力的人群。有社会影响力的人口口相传,互相介绍,或者见诸报端、诗集、文集,他们的医名也迅速远播。广为流传的不为名利的故事,是萧龙友和汪逢春只用一尺长的小木牌,上写着"萧龙友医寓""汪逢春医寓",而对于患者所赠送的锦旗匾额亦不愿悬挂。据《不息翁诗存》的诗作显示,萧龙友行医之初并不挂牌,后因政府强行要求从医者必须挂牌,才极不情愿地挂出了"萧龙友医寓"的牌子。

六、自费创办医学教育

四位医家在当时享有盛誉,如其医疗事业仅止于此,并不足以使声誉传于百年之后。当时的北平"四大名医"或"八大名医"有多种版本,除萧、施、孔、汪四位之外,还有杨浩如、陈其董等医家。而四位医家盛名不衰之主要原因,即创办医学教育,促进了民国年间北京地区的中医教育事业的发展。

促使北京四大名医创办医学教育的原因是1929年春南京国民政府的取缔中医事件。当时全国中医界奋起反击,孔伯华、萧龙友于1930年率先创办北京国医学院,萧龙友任董事,孔伯华任院长,办院经费主要由二人筹集。办学至1944年,因日伪政府干扰,院校停办,共办学15年,毕业学生700余人。施今墨因教学方针与孔、汪二位存在分歧,于1932年自筹经费创办华北国医学院,至1949年停办,办校18年,毕业学生近700人。汪逢春则是在1942年于天安门内西侧朝房创办北京国医讲习所、中药讲习所,培养人才颇众。四位医家还一直参与中医考试工作,自1931年后之历届中医考试,四位医家均担任北京主考官。四位医家在创办中医教育的过程中,对于中医学的教育教学都有相关论著,萧龙友有《整理中国医药学意见书》,书末附有编书方法,计有《生理学大全》《病理学大全》《教学大全》《治疗学大全》《古今医界名家论说大全》等。此书曾在民国自费刊行单行本。施今墨有《为迎接国家的社会主义文化建设,必须加强中医工作的建议》《科学院设立中医学理论研究所的建议书》。孔伯华有《论中医学》《中医教育》等。汪逢春筹办医学讲习所,除参与具体课程的制订之外,还编写主讲《中医痰饮学》。四位医家发展所从事的中医学教育事业,为新中国成立以后北京中医医疗和教育事业的发展奠定了深厚的基础。

七、小结

北京四大名医是特殊时代的历史人物，四位医家均幼承庭训，接受了良好的传统教育。传统的国学教育与中医学教育一样，都要阅读背诵古籍。在学习国学之余，兼习医药，事半而功倍。学医之后，四位医家在周围的亲友间开始医疗实践，持续多年不间断，练就了临床本领。但是并没有就此专业从医，而是先在社会中游历，并担任政府公职，对社会种种事务、社会各阶层人士以及底层人民疾苦有了深入了解，再辞去公职开始专业行医。此时再做医生，其眼界和认识已经不局限于医学，而能着眼于时代、着眼于学科的发展、着眼于人民的疾苦。当四位医家医疗事业取得成功，就通过自费创办医学教育回馈社会，从而为北京地区乃至整个中医学的发展作出了贡献。对比研究四位医家成长历程中的共性，给我们提供了一些启示，从医学生成长至一代有贡献的名医大家，专业知识和技能是必备的基础，而自身的文化素养、胸怀和眼界、社会担当和历史使命感，也是缺一不可的，所谓"功夫在医外"，诚属见道之言。

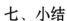

[1] 左啟.肄业于尊经书院的三台乡贤[J].蜀学，2009（1）：30-32.

[2] 萧承悰.一代儒医萧龙友[M].北京：化学工业出版社，2010：2-3.

[3] 张镜源.刘南燕.施今墨学术评传[M].北京：中国盲文出版社，2015：5-35.

[4] 徐怀谦，李四平.京城四大名医[M].北京：当代中国出版社，2007：100-103.

[5] 张镜源，孔嗣伯.孔伯华学术评传[M].北京：中国盲文出版社，2015：7-31.

[6] 郜峰.名医汪逢春家中的点滴往事[J].苏州杂志，2010（2）：58-60.

[7] 张绍重，刘晖桢.中医临床家汪逢春[M].北京：中国中医药出版社，2002.

[8] 萧龙友.不息翁诗存[M].北京：语文出版社，2017：288-295.

[9]《孔伯华医集》整理小组.孔伯华医集[M].北京：北京出版社，1988：1-11.

[10] 张镜源，张绍重.萧龙友学术评传[M].北京：中国盲文出版社，2015：3-16.

[11] 宋诗铎.传染病学[M].北京：北京大学医学出版社，2010：176.

[12] 关雪玲.清代宫廷医学与医学文物[M].北京：紫禁城出版社，2008：65-67.

[13] 张绍重，李云，鲍晓东.北平四大名医医案选集[M].北京：中国中医药出版社，2010：616.

[14] 王会庵.崇文集二编：京都人物摭记[M].北京：中华书局，2004：476-484.

[15] 张云海，文武.老新闻[M].北京：华艺出版社，1998：149-152.

[16] 张镜源，阙建华.汪逢春学术评传[M].北京：中国盲文出版社，2015：1-23.

[17] 赵珩.百年旧痕[M].北京：生活·读书·新知三联书店，2016：197-198.

[18] 邓云乡.古城文化旧事[M].北京：中华书局，2015：1-11.

[19]索延昌.京城国医谱[M].北京:中国医药科技出版社,2000:234-246.
[20]谢海洲.谢海洲医学文集[M].北京:中国中医药出版社,2004:774-775.
[21]金世元.民国中医药课程:总序[M].北京:学苑出版社,2012:3-5.
[22]汪逢春.泊庐医案[M].北京:人民卫生出版社,2008:1-3.
[23]梁峻.中国中医考试史论[M].北京:中医古籍出版社,2004:112-125.
[24]祝谌予.祝选施今墨医案[M].北京:化学工业出版社,2010:163-183.

（陈腾飞　王晓鹏　刘清泉）

第三章　北京四大名医学术思想初探

北京四大名医萧龙友、施今墨、汪逢春及孔伯华是民国至新中国成立初期著名的中医临床学家,均有深厚的中医理论造诣。我们对新中国成立以来反映北京四大名医学术思想的期刊文献,作了初步考察,并对四位中医前辈的学术思想做了初步的探讨。

所有文献通过北京中医药大学图书馆,国家中医药管理局中国中医药文献检索中心《中医药文献数据库》《中医药报刊文献数据库》及《中国生物文献数据库》,中国人民解放军医学图书馆《中国生物医学文献数据库》及《中文生物医学期刊数据库》检索获得。

结果共检索出 1949—1999 年 50 年间与北京四大名医有关的期刊文献 90 篇,施今墨先生 62 篇、孔伯华先生 12 篇、萧龙友先生 10 篇、汪逢春先生 6 篇。内容以阐述名医学术思想、学习名医临床经验以及名医医案文章占绝大多数。文章发表的期刊除《中医杂志》《中国中西医结合杂志》《中国医药学报》3 种主要的全国性中医学术杂志外,尚涉及 5 所中医药大学学报、20 个省级中医杂志及其他相关医学杂志,共计 38 种。

施今墨 13 岁时拜舅父河南安阳名医李可亭为师,7 年之后,已精通中医理论,可以独立行医。1921 年施今墨先生悬壶北京,成为誉满全国的一代名医。

施今墨先生中医理论造诣很深,对《内经》《难经》及《本草》均有深刻的钻研,尤其擅用《伤寒》《金匮》诸方,并十分推崇孙一奎的《赤水玄珠》和张石顽的《张氏医通》。

施今墨先生认为气血是人身的物质基础,因而强调气血辨证,提出阴、阳应为辨证的总纲,表、里、虚、实、寒、热、气、血为八纲。治诸病亦重视调理气血。提倡辨病与辨证相结合,以病分证,循病求方,病证结合。重视后天之本,擅长调理脾胃,归纳有温、清、补、消、通、泻、涩、降、和、生十法。并受李东垣补中益气汤方义的启发,创造了补中益气与舒肝和胃相结合、补中益气与清肝益胃相结合、补中益气与养胃升津相结合、补中益气与温肾益心相结合、补中益气与清热固脱相结合等方法。治疗外感疾病注意清、解比例,

15

提出表证不可只知发汗,切记注意清里,创立七清三解法、五清五解法、三清七解法等,并根据古人方义制订清解药对。慢性虚损疾病强调补益先天后天之本。临证擅治内科、妇科疾病,尤其擅治呼吸病、脾胃病、糖尿病、风湿痹病以及心神疾病。施今墨先生处方常根据辨证将多个方义按君、臣、佐、使组合为一个方剂。用药时善于两药合用,取意寒温并用、一阴一阳、一气一血、一脏一腑、一升一降的协调,意在协同以增加功效,制约以防止偏胜,世称"施氏药对",常用者有300余组,是施今墨先生临床独到之处。

施今墨先生一生诊务繁忙,无暇著述阐发自己的学术思想。其婿祝谌予曾编辑出版《施今墨医案》,尚有后人及学生编著《施今墨临床经验集》《施今墨对药临床经验集》刊行于世。

萧龙友幼时祖母多病,常以中药调治,他留心观察,并到药店请教,逐步对中医理论产生了兴趣,进而学习《内经》《难经》等中医经典,打下了深厚的中医理论基础。1928年萧龙友弃官行医,在北京正式悬壶,专门从事医学。

萧龙友先生治学严谨。他临证时重视中医诊法,主张四诊合参,他在新刻《三指禅》序中强调:"中医诊病以望闻问切为四要诀,望者,查病之色也;闻者,听病人之声也;问者,究病人致病之因也;三者即得,然后以脉定之,故曰切。切者,合也。"四诊当中尤其重视问诊,认为"唯问乃能关于病人,故余诊病,问最留意。反复寻究,每能使病者尽吐其情"。认为脉诊是诊断方法之一,不能舍其他方法而不顾,更不能以切脉故弄玄虚。先生内、妇、儿科均擅长,尤其擅治老年慢性疾病。在调理虚证方面有独到见解,一是善用育阴培本之法,并强调务须"择其可育可培者施之"。否则"若投药失宜,治之失所,以致滋腻,又能得到相反之效果"。在育阴之中,酌加芳香运化之品,如每用熟地,多拌砂仁,使其阴中有阳,静中有动,泥而不着,行而不滞;二是重视疏理气机,调理患者的七情五志,补虚之剂方中加用合欢花、橘络等,以调其情志,舒其郁结。再是立法因人而异,强调不同年龄,有不同的证候特征,治法应有不同。指出"三春草旱,得雨即荣,残腊枯枝,虽灌而弗泽,故对象不同即须作不同之措施,然又须顾及同中有异,异中有同"。萧龙友先生临证处方用药精益求精,认为"医药不能相分,只有医药并重,知医明药,才为良医"。强调中药炮制对药性、归经及临床应用的影响。方中常常见到酒炒延胡索、盐炒元参心、泔浸於潜术等。萧龙友先生还擅长应用中药鲜药,根据不同季节、不同气候及不同证候选用。

萧龙友先生生前著有《现代医案选》及《整理中国医药学意见书》《息

园医隐记》《天病论》等文,但未能将其临证经验、学术思想进行系统整理,其子女、学生回忆先生事迹,并对其文章及医案进行整理,发表于各种医学期刊。

孔伯华先生14岁立志专攻医学,遍读家藏善本医书。曾拜著名中医梁纯仁、蔡秋堂老先生为师。26岁应聘到北京任外城官医院医官,后辞官在北京悬壶应诊。

孔伯华先生治学主张"熟悟经旨,不泥于古,重视变异,辨证论治"。赞赏徐大椿的《病同人异论》,主张治病因人、因地、因时制宜。临床注重辨证,认为"医之治病,首先在于认症,将症认清,治之者如同启锁,一推即开。认症之法,先辨阴阳,以求其本,病本既明,虚实寒热则迎刃而解"。先生临证重视正邪之间的辨证关系,根据《内经》"邪气盛则实,精气夺则虚"的理论提出:"邪之与正,二者并重,扶正可以祛邪,祛邪亦可以扶正,是互为因果关系。究竟谁先谁后,必须因人、因地、因时而施,不可先有主见。"

孔伯华先生对《素问·至真要大论》病机十九条关于火与热的论述有独特的发挥,他推崇金代刘河间"寒能胜热,辛凉解表"及朱丹溪"阳常有余,阴常不足"的学术思想。重视脾胃的功能,认为"脾象土而主肉,藏意而恶湿,寄在中央,养于四旁"是"万病丛生之源",而"胃气乃人生之根本",强调重视肝脾关系,认为脾湿与肝热是湿热病的主要病理基础,在认识上形成了"湿热彰盛"的湿热病学说。临证擅治外感温热时病,认为"夫外感温热病者,必先赖于体内之郁热伏气而后感之于天地疠气淫邪而成",提出了"郁热伏气轻""郁热伏气盛""邪为湿固"三类证治方法。长于使用鲜药,取其轻清效捷,湿热为病用之,热病津亏时用之,杂病痰浊亦用之。

孔伯华先生临证尤擅长使用石膏,指出"石膏是清凉退热、解肌透表之专药,一般皆谓其味寒凉,实则石膏是咸而兼涩;一般皆认为其性大寒,实则石膏之性是凉而微寒。凡内伤外感、病确属热,投无不宜"。认为"石膏一药,遇热证即放胆用之,起死回生,功同金液"。因而有"石膏孔"之美誉。

孔伯华先生早年著有《传染病八种证治晰疑》,晚年有《时斋医话》《脏腑发挥》《诊断经验》《中风说》《痢疾说》等,生前均未能付梓,由后人整理为《孔伯华医集》出版。

汪逢春先生自幼受业吴中名医艾步蟾先生,壮岁游京,悬壶北京30余年,直至1948年病故。

汪逢春先生"诊疾论病循规前哲,应乎气候方土体质",擅治时令病、胃肠病及妇科病。治疗湿温,化湿清热同时,结合宣透、疏郁、淡渗、缓泻等方法分解病势,尤擅以辛香宣透、芳香清解之法取效。临证强调脉舌色症互参,依据脉、舌、色、症辨识湿、热之邪的轻重和所在部位,长于三焦辨证并指导临床用药。著名温病学家赵绍琴教授曾从师汪逢春先生,将先生治疗湿温的经验总结为芳香宣化、芳香疏解、芳香化浊、轻扬宣解、宣肃疏化、轻宣清化、辛开苦降、宣化通腑、轻通胃肠泄化余邪、甘润和中泄化余邪十法,分上中下三焦证治。汪逢春先生用药讲究炮制方法,常带学生去西鹤年堂等药店看标本、学制作;处方常以药物的相须、相使、相杀、相畏等关系,成对配伍使用。临证善用曲类药物,以振奋胃气、增加食欲、生化气血;善用鲜药,取其清轻疏解、芳香宣透、育阴生津之效;善用粉剂,意在增加药效、减少浪费、体恤患者。

汪逢春先生生前有《中医病理学》《今冬风温症之我见,愿与诸同人商榷之》《猩红热与痧疹之分辨》《为本市小儿科专家谨陈刍言,希鉴纳之》等文章,收载于其弟子谢子衡等手辑《泊庐医案》,可以反映汪逢春先生的学术思想和医疗经验。

分析文献中关于四大名医学术思想的主要内容,四位中医前辈不但具有丰富的临床经验,而且均具有深厚的中医理论基础。他们尚古而不泥古,尊古而有创新,正确地把握继承与创新的关系,在长期的临床实践中形成了独特的学术风格,无愧于京城四大名医的称号。他们的学术思想,在北京乃至全国范围内具有广泛的影响;在中医学近半个世纪的发展历程中发挥了重要促进与推动作用。不断地总结四大名医的学术特点,弘扬四大名医的学术思想,发挥中医药的优势与特色,造福于广大人民群众,是摆在当代中医学者面前的重要课题。

（佘　靖　刘红旭）

第四章　北京四大名医主要学术思想传承效果

一、秉承师说，成就卓著

1. 治学特点一脉相承

（1）重视职业道德修养，治学严谨，医德高尚：四大名医重视医德伦理，崇倡医学修养，对患者一视同仁、关怀孤贫，尊重同道。萧龙友曾作"医范十条"以示后人；施今墨在办学中注重医德教育，"医戒十二条"充分体现了他以人道为怀、视名利为泥土、救死扶伤、治病救人、一心为公的思想。汪逢春的道德情操，对学生也产生了深刻的影响。他认为，行医者应该树立求实精神，不可追求虚饰。他把自己的书斋命名为"泊庐"，以此来表达淡泊明志、不求闻达的情操。孔伯华曾多次前往疫区进行防治工作，在平时诊疗中对孤贫患者深切关怀，且常解囊相助。

四大名医崇高的医德，远近称颂，遐迩闻名。在传人中，医德仍然得到很大的重视。祝谌予不仅医术高超，而且医德高尚，他遵从周总理"对患者做到来者不拒"的指示，孜孜不倦，兢兢业业。董德懋的医德为众多患者所传诵，他继承施今墨先生的传统，认为医德是从医的根本，全心全意为患者服务，不求名，不重利。无论酷暑严寒，还是风雨交加，不管是门诊还是出诊，他总是想患者之所想，急患者之所急，曾在自己身体状况极度虚弱需要手术住院的情况下还救治了一位患有吉兰 - 巴雷综合征的 12 岁小女孩，患者得以痊愈。李介鸣对待患者不论高低贫贱，远近亲疏，一视同仁；对学生耐心教导，诲人不倦。他一生勤勤恳恳，把自己毕生的精力都奉献给了中医药事业，直至生命的最后一天，仍然坚持在临床第一线为患者诊治疾病。

医者以德为先，从古至今，都是为医之基础。四大名医及其众多传人崇尚医德的精神，不但体现在他们医术高明、经验丰富、治学严谨等方面，更是因为他们始终以治病救人为己任，对患者不分贫富贵贱，工作中尊重同道、谦虚诚恳、善于博采众长等。重温一下这些名医们崇高的医德，对今天所有从事临床医疗工作的人们不无教育意义。

（2）兼容新知，走中西医结合道路，反对门户之见：四大名医以其深厚的医学经历、宽阔的胸怀和高瞻远瞩的眼光，主张消除门户之见，中西医团结合作，取彼之长，补我之短。他们注重临床实际，顺应社会发展，主张要进一步发展中医药事业，同时要与近代医学的学者团结合作，并且不断探索中西医治疗新途径。萧龙友提倡借助西医的优势来发展中医药，并且开创了中医进入西医院用中药治病的先例。施今墨先生提出了中西医学理论结合的问题，并做了积极的探索。他最早提倡辨病与辨证相结合，把西医的一种疾病分成几个证型，并且在不同的证型之间寻找普遍规律。

在四大名医传人中，祝谌予一生致力于中西医结合的事业，有着较突出的贡献。他主张中医、西医要相互学习，取长补短，融会贯通。认为中西医结合主要体现在三个层次：一是西医诊断中医辨证；二是中西药物合用；三是理论上的中西医结合。

李介鸣主张中医学术上必须推陈出新，理论上要以现代科学为基础，研究阴阳气化实质，临床上更应撷采中西医之精华，使中医学发扬光大。

何世英认为要提高中医儿科的学术水平，应在继承传统中医学术及经验外，借鉴现代医药学知识和利用其诊疗手段以提高疗效。

在二代传人中，梁晓春、郭赛珊多采用中西医结合的方法治疗糖尿病、慢性肾病等，并取得较好疗效；彭建中在具体动物实验中验证凉血化瘀法和补肾法对于慢性肾病的治疗效果，以实验指标确切验证疗效。

因此，可以说四大名医提倡中西医结合，互相取长补短，共同服务于临床的认识，正符合了当今中医发展之趋势。

（3）熟悟经旨，勤求古训，重视变异，不拘于古：四大名医自幼熟读经典，勤求古训，这为他们成为名医打下了深厚的中医理论基础。但是他们反对死读古书，强调要古为今用。萧龙友认为祖国医籍汗牛充栋，主张以《伤寒论》为鉴，曾云："以镜鉴人，不如以人鉴人，盖镜中影子自知无可比，而不如书中影则使万世之人皆知也。伤寒诸书，仲景之影也，以之作鉴，则治病必有一定之法，如影之不变也。反是，则离神而取影，鉴中之影，皆非真影矣，学医者其鉴诸。"孔伯华主张：志于医者，首先应该熟读《内经》，而后逐步参悟经旨。阅读诸家医论，一定要抱着实事求是的态度，掌握住"舍长取短，去伪存真"的学习方法，以防"食古不化"或"断章取义"的错误。施今墨也非常重视经典著作的学习，他认为："《内经·素问》一书，乃在人思想初步发达，本自然科学朴素唯物的观点，而欲揭露人体内部结构之秘密及其与外界气候、事物之接触，疾病关联之处所，企图改造环境，求得延年却病方术之书也。是以谈养生延纪、预防病源之理论较多，而治病方药反少。"他对张仲景《伤寒论》《金匮要略》尤其重视,提倡临床医生必须认真反复研读,并在临床上熟练掌握。施今墨还深谙仲景方药精华,不少对药源于仲景,或择其精要,或采撷用意,或原方加减而用之。他强调"有是证,用是药,不应以医生个人所好和不惯,成为所谓的经方派、时方派、温补派、寒凉派"。因此其临证博采众方,常汲取后世李东垣、孙东宿、叶天士、吴鞠通诸家精华。汪逢春自幼就在艾步蟾门下学医,熟读《内经》《难经》《伤寒论》等经典著作,后来他立志要以医救人,更是手不释卷,上至《内》《难》,下至各家无不精研。汪逢春藏书很丰富,有两个书斋,一个名"玄珠青简之斋";一名"泊庐斋"。其藏书不光是医学书,更多的是经治史之类,而且以早年的藏书为多,由此可以看出其早年诵读之刻苦,阅读之广博。他强调学医就要博览群书,博采众家之所长。他说:"医者以治病救人为目的,惟有恪遵仲景之言,勤求古训,博采众方,以充实自身,始能济世活人。"四大名医主张熟悟经旨的思想也深深地影响着众多传人,其中以祝谌予、刘韵远、刘春圃、董德懋等人为代表,做以介绍。

施今墨传人祝谌予治学勤求古训,善用经方。他系统深入地研究《伤寒论》《金匮要略》,并结合现代临床所见,提出古方今用,扩大了经方的使用范围。他常用黄芪桂枝五物汤加鸡血藤、钩藤、海风藤、络石藤、威灵仙等治疗风湿性关节炎,用甘草泻心汤加蒲公英、连翘、板蓝根、生蒲黄、白术治疗白塞综合征等,用葛根汤加川芎、白芷、防风、全蝎治疗面神经麻痹等,这些经验均在师古基础上参与已见而形成。

施今墨的另一传人刘韵远,精究《内经》《伤寒论》等经典著作,采撷钱乙之说。他认为《伤寒论》不仅为诊疗外感疾病提出了辨证纲领和治疗方法,同时也给中医临床各科提供了辨证和治疗的一般规律,是辨证与辨病相结合的典范。他推崇《伤寒论》之中的辨证之法、施治之方,认为针对具体疾病,必须视其证候先立法,然后确立主方,在一主方中有一主药为首,随证加减。他将《伤寒论》方用于小儿疾病,比如:用麻杏石甘汤治疗小儿肺炎,用小青龙汤治疗小儿咳喘,用苓桂术甘汤治疗小儿痰饮等,取得了很好的疗效。

董德懋崇尚脾胃学说,脾胃学说是中国传统医学理论的重要组成部分,由古及今众多著作中均有阐述。董氏上溯《内经》《难经》《伤寒论》《金匮要略》等经典著作,下及金元明清各家之说,奠定了他调理脾胃学术思想的基础。

李辅仁十分重视对《内经》《难经》等中医经典著作的研究,对《内经》

的整体观思想和阴阳五行学说有深刻的认识。李老推崇《内经》中的"形能"学说,并灵活运用于临床,如对老年肾病的诊疗,表现为肾不纳气之虚喘,其形能在肺而病能在肾,故治宜摄纳肾气以定喘;又如对老年久泄,表现为脾虚之腹泻,其形能在脾而病能在肾,故治宜温肾健脾之法。

刘春圃以善治湿病著称,他尤其注重理论上的深化提高,曾研读《温病条辨》《温热经纬》《温热逢源》《温疫论》等 28 部温病专著,刘老综合温病各家,结合自己丰富的临床经验,编写了《外感,流感与温病》近十万字的总结:从温病与伤寒、温病与瘟疫、温病之源流、温病学浅说、温病之脉等方面进行了系统的论述。

孔伯华的又一传人宋祚民十分重视经典著作的学习。他认为,中医四部经典是医道之基础,对于金元时期各具特色的学术思想应全面掌握,不可偏执一家之说。对于小儿疾病,尤应注重研读温病学。

2. 学术思想与临床疗效并重

(1)重视后天之本脾胃:施今墨临证重视调理脾胃功能,归纳治理脾胃十法,善用调补脾胃法治疗糖尿病;孔伯华重视肝脾之间的关系,以及脾和肝之间的生克制化关系;汪逢春临证用药善于调理脾胃功能,善用醒脾开胃消食药、益气健脾药、养胃阴药、曲类药等,既重视益气健脾,又兼顾益胃养阴;并且根据脾胃主运化的功能,集健脾消食、健脾理气、健脾利湿于一体,使脾胃的运化功能得以充分发挥,则人体四肢百骸能得到水谷精微的营养,而利于慢性疾病的康复。

在众多传人中,有资料提示临证重视脾胃的医家有董德懋、李介鸣、哈荔田、李辅仁、步玉如、裴学义、宋祚民、马龙伯等人。

董德懋精于脾胃学说,擅长治疗脾胃疾患,尤其推崇脾胃学说。脾健则四脏气旺,四季脾旺不受邪,在养生、防病、治疗中都有重要意义。他师承施今墨疏肝、运脾、醒脾之法,以培后天之本,并有所发展。他认为:李东垣"治脾胃以安五脏"和张景岳"治五脏以安脾胃"相结合,相得益彰。并且逐步形成了以调理脾胃为中心的用药特点,以调理脾胃为先务。同时也重视他脏对脾胃的影响。掌握脾胃与五脏之间的辨证关系,调理脾胃以治五脏,或调五脏以治脾胃,审证求因,治病求本,辨证论治,对提高疗效大有裨益。董老调理脾胃法分为益气法、养阴法、升举法、温中法、清热法、理气法、祛湿法、攻下法、消导法、固涩法,每法又分为数法,或数法合用,则纲举目张,机圆法活。脾胃病易治易复发,因而要巩固疗效,必须指导病人摄生。

李辅仁认为脾胃功能对于老年人来说尤为重要,对若干疑难病、慢性病症,若久治不愈,均可先从调理脾胃入手。他常说:"治病不愈,当寻脾胃。"近代实验表明,脾气虚衰的病人常有自主神经功能紊乱、内分泌和机体免疫功能失调,李氏在临床上常用现代医学的资料帮助诊疗,对老年患者有脾胃功能低下者,常黄芪、黄精并合用党参以补气助阳,取得满意效果。

宋祚民认为脾胃为后天之本,脾胃功能的强弱可以决定身体的强弱,也可以决定疾病是否能够迅速痊愈。脾胃对于小儿尤为重要,并在治疗时注意保护小儿脾胃,尤其是热病后期,常着重调理脾胃的升降功能,以转化枢机,扶正祛邪,并创制"悦脾汤"这一调脾方剂。

裴学义临证注重脾胃,认为脾胃失调是导致多种疾病的重要因素,调治脾胃是许多儿科疾病的治疗关键。在临证时裴老不但对伤食、积疳、吐泻从脾胃论治,而且对咳嗽、黄疸、肿病也从脾胃论治,如乳儿肝炎综合征,本病主要发病年龄是出生2~3天至2~3月的小婴儿。出生婴儿"五脏六腑成而未全……全而未壮",脾胃运化功能薄弱,故遣方用药应时时顾护脾胃,勿用大苦大寒之品,以免损及胃阴,耗伤脾阳。裴老认为小儿脾胃先天素虚,易为乳食生冷、积热所伤,而致脾胃运化失调,水谷不能化生精微,反而酿生痰浊,上储于肺,或为外邪所诱发,壅塞气道,致使肺气不得宣降而易发咳嗽,即所谓"脾为生痰之源,肺为贮痰之器",故小儿咳嗽应一半治肺、一半治胃,若仅用或早用止咳敛肺之药可能会很快奏效,但以后每遇气候外邪之变化又可引动中焦而作咳。因此本病一定要实脾健胃,裴老常以鲜芦根、前胡、杏仁、枇杷叶为基础,而加用半夏、化橘红、焦山楂、鸡内金、草豆蔻、砂仁、炒莱菔子等,从本而治。由此而治,患儿受益无穷,咳嗽往往不易再发,或发而较轻。

调理脾胃是马龙伯治疗妇科病的大法之一。中焦脾胃是人体气机升降的枢纽,为气血生化之源。脾气以升为顺,胃气以降为和,脾虚则水湿不化,胃弱则纳少运迟,这些都将妨碍化源,影响营血。即使病气尚未伤及脾胃,在用药过程当中,亦必须时刻顾及脾胃,不能过用滋腻,切勿滥施攻伐,避免损伤脾胃。

(2)精于组方,善用"对药":善用"对药"是施今墨临证一大特色,其传人祝谌予、李介鸣、刘韵远等多有继承。祝谌予组方用药十分重视药物的配伍,早在习医之初,他发现施今墨先生的处方往往双药并书。经留心收集整理,汇编成《施今墨对药》一书,尽得施氏药物配伍之真谛。经多年研究、探索,其在药物配伍方面积累了丰富的经验。祝氏常以枳实配白术攻补兼施治痞满,桔梗配枳壳升降同投治气结,黄连配桂枝寒热并用治上热下寒,川楝子配泽兰叶气血两调治胁痛。吕景山在其师祝谌予经验的基础上,对施氏对药再次进行了系统的总结。祝谌予的学生李育才治疗糖尿病酮症时将施老善用对药的经验灵活运用于临床。

（3）重视气血辨证，善于调理气机：施今墨重视气血辨证，主张"阴阳为总纲，表里、寒热、虚实、气血为八要"。强调不只是治疗温病时要分清"气血"，在治疗杂病时更应重视气血的辨证，因百病皆可影响气血，而气血不调又可导致百病。施老常说："临床治病，不外三法，即祛邪、扶正、调理。而调理气血又是其中重要一法。"每遇复杂而不易辨识之证，往往先从调理气机入手，先观其变化找出主要矛盾，尔后一举攻克；气虚之证，常因虚而滞，单用补法，则越补越滞，应以调理气机之法为先，使气机调达再进补法。这均突出体现了施老注重调气血的思想。

施今墨的传人李辅仁认为，老年病治疗要注意调和气血、培补元气。气和血乃人体生命活动的基础，气血的盈亏决定着人体质的盛衰。对老年人来说，李老尤重视气化功能，他在治疗老年疾病时常用补气养血、补气活血通络、益气养阴、滋阴补肾等法，其意均在调整人体气血阴阳的平衡，治其根本。

李介鸣在学术上继承了施师的"阴阳为总纲，表、里、虚、实、寒、热、气、血为八要"的理论，并在这个基础上有所创新，强调"气血"在人体的重要性，认为人之一身离不开气血，气血不调则百病丛生。他在晚年治疗心血管疾病当中，深感气血与心脏关系至为重要。他在治疗心血管疾病的临床研究工作中，首先提出了"气血"当列为心脏病辨证之总纲，对冠心病、高血压、心肌病、肺心病、风湿性心脏病、心力衰竭、大动脉炎等多种疾病，总结出一整套有规律的辨证与辨病相结合的治疗方法，并取得良好的疗效。

哈荔田认为气机不畅，脏腑失和，气血不调，百病丛生。因此在疾病治疗大法确立的前提下，每喜佐用适当之气分药，以调畅气机，动行气血，调和五脏。对于疾病的治疗，总的精神在于补不足，泻有余，补偏救弊，调和阴阳。而药效的发挥，总要借助于气机的流畅，方获良效。

步玉如将胃脘疼痛分为气血寒热论治，初病在经者从气治，久病入络者从血治，在具体治疗中，步老活用经方时方，气痛常首选百合汤，血痛常首选丹参饮；寒证常用良附丸，热证喜用金铃子散。

马龙伯认为所在妇科疾病莫不先伤营血，损耗营血之时，必然相应地要损及于气，而使气虚，治疗妇科疾病应重视调补气血。

赵绍琴传人之一赵建功对于病毒性心肌炎的治疗有自己的独到见解，注重病人个体因素，将辨病与辨证结合，以卫气营血辨证与脏腑辨证为基础,重视补益心气并贯穿本病治疗的始终。

（4）善治湿热证与温病:孔伯华对湿热证有独特的认识,他积一生经验提出了"湿热何其多"的观点,认为:"数十年来,阅历所见,病人中湿邪兼热致病者,十常八九,此非所谓温病中之湿热证,乃湿热合邪所致之其他疾病也。"认为不论外感、内伤多由湿热为患而致。孔师在临床中特别注意"湿"和"热"两种邪气的轻重及其相争的情况。他指出:"盖湿热之由来,乃木旺土衰,木气乘于土败而贼之所致者也。是以湿重则热增,湿蒸于中,热淫于内,湿愈重而愈生热,热愈重而湿愈生,湿热蒸腾,则邪为湿固矣。"并提出在脾、胃、肝相互关系的基础上,"脾湿"和"肝热"是导致人体发生一切疾病的两大主要因素。对湿热致病的治疗有其独到之处,"热者清之,湿者化之"是孔伯华治疗湿热为患的基本大法,在临证时又多有发挥:"湿邪在表可芳香宣透,以开逐之,使湿从表出。湿在里、湿重于热可化气渗湿,佐以清热。热重于湿则清热为主,佐以化湿。湿热并重者,则清热化湿同时兼顾。唯不可养阴生津,恐甘寒有伤脾胃又助湿邪也。不可妄汗,恐阴阳俱伤,粘着之湿邪不去,反致气血两虚也。不可妄下,恐攻下更伤脾阳,误致中气下陷而洞泻,或致损伤阴络而便血也。"

其传人步玉如遵循"湿热何其多"的观点,加之丰富的临床经验提出了"脾湿胃热是脾胃病的主要矛盾"。步玉如临证详辨寒热燥湿,细分气血阴阳,辨证求因,审因论治,认为脾病多湿,胃病多热,脾胃病常见湿热郁阻,以清化湿热,运健中州为调理脾胃之要法。脾胃病的临床表现,主要是脾胃功能失调,脏腑气机紊乱,探本求源,调理气机,恢复脏腑功能为治疗要点。因此,他创立"肝、脾、胃同治论",对胃脘痛从肝论治,为治疗胃脘痛开辟了新径。

在温病的病因上,孔伯华根据他所处的时代、接触的病证,在观察了当时的时气、地域、人体质的情况下,经过认真的分析研究和大量的临床实践,认为"郁热伏气"是外感温病的主要病因。他明确指出,人体内的郁热伏气是感受外邪的先决条件。根据《内经》中"邪之所凑,其气必虚"的观点,认为正是由于机体内有"郁热伏气",疠气淫邪才能侵犯人体,诱发伏邪,造成人体发病,但仍以伏邪为主,由此得出"是以内因之郁热伏气乃外感温病发病之本也"的结论。他提出"郁热伏气轻""郁热伏气盛"和"邪为湿固"三类证治方法,分别以辛凉解表之轻剂、辛凉祛邪之重剂以及施以辛凉清热、渗化湿邪之法佐以芳香辛散之味等治之。在重视邪伏于里,发则里热炽盛的同时,也不忽视新感的"疠气淫邪",这样圆机活法,适合温病错综复杂的临床实际。对于温热病的传变,他认为叶氏所指卫气营血,其本意在于示人以辨明表、里、浅、深及治疗的缓、急、先、后;吴氏之三焦论治,不过是说明温病之轻重深浅而已,二者均是为察温病传变之浅深而设立,医家临证不可拘泥于古说,应视具体情况而灵活分析。

汪逢春治疗湿温病多采用清热化湿兼顾,斟酌湿偏重还是热偏重而用药;同时,结合宣透、舒郁、淡渗、缓泻等法来分解病势。尤善以辛香宣达、芳香清解之法取效,而最忌见热清热,因此时不仅热不能清,反使湿愈凝滞,造成缠绵之局势。即使对于湿温重症,亦主张轻出轻入,高热病人也不宜苦寒之品过重,而选用芳香宣化之品。汪老治疗湿温病以宣畅气机为首务。

赵绍琴认为治湿热病必先祛湿,祛湿之法必先调畅气机。三焦之湿侧重虽各有不同,然调气为其治疗大法。上焦之湿蔽者,宣肺疏卫湿即去;中焦湿阻者,辛香行气湿自开;下焦湿郁者,化气利湿,以风散之湿可消。赵绍琴治疗湿温病重视调畅气机,既得汪逢春先生的真传,又经其本人60年临床之灵悟,可谓治湿之法虽多,而一言以蔽之:宣畅气机而已矣。

二、薪火相传,不断创新

1. 中西医结合——从实践到思想的不断探索 四大名医主张中西医团结合作,促进中西医学交流,共同为人民健康服务。施今墨强调中西医学理论的结合,最早提倡辨病与辨证相结合。清末到民国之初,逐渐有外国人进入北京,开设西医院。四位老中医悬壶期间,在积极维护中医事业发展的同时,摒弃门派之见,与西医积极合作,取长补短。萧龙友先生于民国时期经常应其邀请到当时的德国医院(即现在北京医院之前身)为一些疑难重症会诊,如脑炎、黑热病、糖尿病等,是最早被邀请前往西医医院会诊的中医专家。施今墨先生创制了多种以现代医学病名命名的中成药,如"气管炎丸"等。施今墨先生主张借鉴现代科学技术,使中医药现代化。他在20世纪20年代就提出了"中医现代化、中药工业化"的口号。汪逢春先生在北京西河沿行医时,每逢初一、十五停诊,讨论病例,其间经常邀请著名西医专家如著名妇科专家林巧稚等一同研究各种疑难病案。孔伯华老先生早年曾应聘于外城官医院,曾多次与西医学者共同组成防疫队,开展防疫工作。

四位名老中医均积极推进中医教育,在教学中以开明的态度,引入现代医学知识,以中医为主,中西兼授。华北国医学院课程兼设了中西两套课程,体现了中医为主,中西兼授、融会贯通的教学方针。施今墨主张中西医汇通必须从培养新一代入手,所以在设置华北国医学院的课程时,注重中西医课程兼备。如除了设置中医的讲读《内经》《难经》《伤寒论》《金匮要略》《温病条辨》及本草诸课程外,还设置了解剖学、组织学、生理学、病理学等西医基础课程,中西医授课比例大约是7∶3。施今墨将中西医汇通的思想贯穿到中医教学中,培养出大批新型的中医人才,为新中国成立后中医学的发展作出了巨大贡献。

早在20世纪30年代,施今墨先生就倡导中医、西医要互相学习。他诊断中医要改革,不能故步自封。他说:"中医改进之方法,舍借用西学之生理、病理,以互相佐证,实无别途。"他还强调要用科学方法阐明中医理论,说:"中国医学,古奥玄深,寿世保民,已具有数千年悠久之历史,诊断治疗之法则,善用之,知者,往往得心应手,获效如神,绳之以今日实验医学,则知其意义亦复近似……宜亟以科学方法阐明之,讲通之,整理而辑述之。若者可用,用之;若者宜弃,弃之。是非得失,详慎审定,庶几医学日进。"施今墨的传人祝谌予,深受施师思想影响,乃秉承师训、受师资助,于1939年东渡日本,在金泽医科大学医学专门部学习西医。1943年学成回国,终生致力于探索中西医结合事业。祝谌予在60多年的行医生涯中,不仅在临床上躬身实践中西医结合,而且在学术上也大力提倡。1956年,国家筹建北京中医学院,急需既懂中医、又懂西医的人才,于是祝谌予成了北京中医学院的第一任教务长。他还在中国医学科学院主持开办了10期西学中班,为国家培养了大批中西医结合的骨干力量。作为全国著名中西医结合专家,在施老主张中西医融会贯通思想下,祝氏在医疗工作中一贯坚持中西医结合的方针。他指出:"中医与西医,各有所长,也各有所短,中西医结合研究工作的目的,就是取其长而补其短,从而创造出有特色的医药学派。"他认为探寻中西医结合的途径主要有三条。

第一条:西医诊断、中医辨证。即立足于中医整体观念和辨证论治的特点,借用于西医现代仪器的诊断手段,对某些仅凭中医直观感觉难以确切辨证的疾病,可以明确疾病的性质和病位,加强立方用药的针对性,扩大中医的辨证依据和丰富辨证内容,能更好地发挥中医治疗的优势。参照西医化验检查进行辨证论治,为判定中医疗效增加一些客观指标,打破传统中医视症状和体征消除为治愈的认识,可以提高中医治疗的水平。遵循中医辨证论治的原则遣方用药,在取得疗效的基础上进行药理实验研究,明确其治疗机制后再付诸临床,指导实践,可使古方得到新用,开辟用药新途径,使中医理论进一步完善。祝氏认为,许多疾病,如单纯用西药治疗,疗效不明显;如单纯用中医辨证论治,有些治疗机制难以阐明。中医要发展,就必须在不脱离中医理论的前提下,将现代科学技术中可用的成果和西医的某些检测方法,有选择地吸收过来为我所用,这是中西医结合的重要方法之一。祝氏根据中医理论及有关药物的现代研究资料,对某些古方作了系统的分析。通过大量的实践验证,提出了桂枝汤、桂枝加芍药汤、小建中汤、黄芪建中汤、小柴胡汤、大柴胡汤、桂枝加龙骨牡蛎汤、葛根汤等古方的今用适应证及其随证加味药物,附以治验病例,从而扩大了古方的适应范围。他提出桂枝汤及其类方是健脾胃、扶正气、调阴阳的强壮剂,不但可用于虚人感冒,对属于脾胃虚寒的溃疡病、慢性胃炎、慢性腹膜炎等病以及手术伤口久不愈合、下肢慢性溃疡、神经症等病,均可根据辨证选用这些方剂加味来治疗,对于后学有较大参考价值。

第二条:中西药合用。这种方法一直以来在中西医结合的治疗中较为普遍。祝氏认为,中西药合用之后只要能相互协用、增强药效,或是相互拮抗,去其副作用者,皆宜提倡。他治疗重症糖尿病,常用中药加胰岛素或口服降糖西药;治疗妇女闭经,以补肾活血通经中药配合西医激素的人工周期疗法。

第三条:中西医理论结合。中西医要达到真正的融会贯通,必须实现理论上的结合,既包括用科学方法对中医阴阳五行、脏腑经络、气血、病因、病机舌诊、脉象等内容的深入研究,也包括中医自身在理论和临床研究中对西医知识充分的吸收和使用。

祝谌予在施老主张中西医结合思想的影响下,始终坚持中西医结合的道路。祝氏的这一思想在其众多传人中也多有体现,梁晓春、郭赛珊长期从事中西医结合治疗糖尿病及其并发症的研究;董振华善于应用中西医结合的诊治思路与方法治疗干燥综合征,认为中医药治疗可以通过调整人体异常的免疫功能,改善局部及全身症状,尤其在缓解口眼干燥症状方面优于单纯西医治疗。中药与西药合用后可增加其疗效并减少不良反应、降低复发率,提高患者的生活质量。

2. 湿热证治疗别具特色 孔伯华对湿热病有独特的认识,他提出"湿热何其多"的观点。孔伯华认为湿热为病较多主要与以下两个方面有关。一是与当时的运气有关,其云:"按今之甲子,运行后天,湿土主事,四序反常,阳亢阴虚,湿热彰盛……"二是与当时人的体质有关,如其云:"抑或'世态居民有变',阴常不足,阳常有余,火热交并之体、湿从阳化使然欤?"孔伯华对湿热之邪的产生途径也有较详尽的论述,即湿热的产生不外两条途径,一为外入,一为内生。在湿热之邪致病的病机中,孔伯华又非常重视肝、脾二脏,认为肝热脾湿是导致湿热为病的最常见的病机。孔伯华对湿热致病的症状亦有较全面的论述。

刘春圃早年以治温热病著称,后为丰富诊治温热病的临床经验,投于孔师门下,随师临诊。刘老在师承孔老有关温病理论的基础上,综合温病各家进行博而深的研究,提出"温病偏死下虚人"的独特观点。下虚指肾虚。他认为肾虚之人外感温病初起,头痛发热,脉数大,右大于左或两寸独大,口渴咽干,下午益甚,若此时误辨外感风寒,投予麻桂或九味羌活汤等,致表气大伤,津液外亡,温邪不能外达则内陷营分、血分,或逆传心包,意欲再施清凉芳透,但已津液枯涸,不能转邪外出,内闭而死;即或能转邪外出,热解汗达之时,亦防虚脱亡阴之危。若肾虚之人初感温病,误用下剂,致使温邪内陷,且肾主二便,妄下伤阴,更损肾精,本气先亡,致温邪不能外达而死。肾虚之人适得外感温病,延误治疗,未能及时轻清芳解,致内热蒸腾,由卫及气,由营及血,内陷入里,灼伤津液,肾精益损,舌赤干绛,热入阳明之腑则大便不下。此时若急于透邪外达,或战汗而解,皆因肾虚津涸不任温邪久羁而救治亦难。

刘春圃通过实践发现,产后温病在病因、传变、伤津方面同于一般温病,所异之处即产后气血两虚,阴津亏耗,对温邪抵抗能力降低,因而证情严重,传变迅速。再者,对恶露之通与不通,瘀血之有与无尤当审辨详细。若不问气血,不问恶露,一味清凉滋腻,势必损及冲任,寒凉凝瘀,致腹中胀痛不堪,正气衰惫而致不救。若只知大补气血,蛮用温燥,则内闭温邪得补而炽,极易高热烦躁,谵语神昏,口唇焦裂,甚则痉厥动风,气败津竭而殆。

屠金城对于温热证的研究有独特的见解,他认为"百病多因湿作祟,百病多与热相依"。屠老认为对于温病重症,应当养阴保津。温热之邪久羁不除,势必伤阴耗液竭津。不论治疗外感内伤以及各种疾病,首先要视其阴阳之短长使之"扶阴以抑阳""养阴以涵阳",以使阴阳处在相对平衡状态。在治疗外感温病初期,大多用辛凉轻剂,祛风解表,清热生津。中期以甘寒凉润、生津止渴之品。后期以咸寒之味,补肝益肾。

王季儒辨治外感,融伤寒温病于一炉,治温病善用寒凉之品,然于伤寒,主要是在辨证,不仅要知其病因属寒还是属热,知其病机之寒化热化,还要知其常变。故辨治外感,不要偏执一端,寒温相争,需融伤寒温病于一炉。对于伏气温病与新感温病学说,追本溯源,化伏气新感为一体。王老认为阴虚内热就是温病的伏邪，然必借病毒之外因而始发病，古人所说的伏气温病与新感温病，只不过是从症状所表现的轻重而划分的。对于温病引起的神昏，有心包阳明之差异。神昏在温病过程中，每多预示病情严重，如何辨治神昏是关键问题。王老根据数十年的临床经验，将神昏做出鉴别诊断。他说热入心包之神昏，神志无有清时，热结阳明之神昏，神志时明时瘖，再参以阳明经证和阳明腑证的症状，热入心包多出现阳明热证，热入阳明多出现阳明腑证，在治疗上，热入心包之神昏，用安宫牛黄丸以芳香开窍，凉血解毒；热结阳明之神昏，宜大承气汤攻下排毒，彻热下行，二者不可混淆。

3. 从"对药"到"对穴" 施今墨先生处方时，常常双药并书，寓意两药之配伍应用。其间有起到协同作用者，有互消其副作用专取所长者，有相互作用产生特殊效果者，皆称之为对药。施今墨的学生对于施氏对药非常推崇，融会贯通后又进行了发挥，如祝谌予、李介鸣、吕景山、刘韵远等，都创造了一些新的对药。

刘韵远早年随诊于施今墨，刘氏颇得其传，在儿科临床时精于辨证，善用"对药"以助药力，比如在治疗小儿咳喘病，常用四类"对药"：散敛相伍，止咳平喘类；降散相伍，宣肺祛痰类；相须相伍，增强药效类；以及运用对药治疗小儿外感类。刘氏所用药对，有寒温并用、表里并用、一阴一阳、一气一血、一脏一腑；有相互配合，以增及疗效；有互相制约，以防其偏胜；有升降结合，以散敛相伍。如炙麻黄与银杏、杏仁与桃仁、五味子与干姜、麻黄与连翘、桑螵蛸与海螵蛸、藿香与木香。

祝谌予在临床组方用药上，总结继承施师药对，并通过临床实践，总结用药经验，增加药对数十个，如：施师临证将黄芪、山药伍用，用于降低尿糖，意即取黄芪的补中益气、升阳、实腠理之作用，与山药益气阴、固肾精的功用相合，谓之相互为用，益气生津，健脾补肾，涩精止遗，使尿糖转为阴性。祝谌予在施师经验的基础上结合个人体会，认为山药含淀粉较多，故将山药易为生地。另外，祝师创葛根、丹参伍用，治疗气滞血瘀、气阴两伤，症见三多症状及舌质紫暗，或淡暗，或有瘀点、瘀斑，或舌下静脉怒张，或面部有瘀斑，或在刺痛、疼痛固定不移等血瘀征象，还适用于长期使用胰岛素治疗而合并有血管病变者。

祝谌予曾将施老临床用药中积累的上百数对药，讲授于北京中医学院。当时在北京中医学院就读的吕景山为祝谌予的助手，也曾侍诊于施老。吕景山经过潜心研究，重新整理、补充，编写《施今墨对药》一书，成为后学者学习中药与方剂的桥梁。在"对药"经验的启迪下，1984年夏开始，吕景山又将这一理论运用到针灸临床中。他在温习古人经验的基础上，独辟蹊径，结合自己的临床体会，从理论上深入系统剖析对穴对针灸临床的重要性和科学性。经过艰苦努力，吕景山于1986年编著出版了我国第一部对穴配伍专著《针灸对穴临床经验集》，这部著作长达23万余字，收录对穴223对，分为23类，每组对穴又分对穴组成、单穴功用、伍用功能、主治针灸法及运用经验五项内容。每一项逐一记述，其中运用经验一项，吕景山先生以自己多年临床的心得，阐述了对穴伍用功能中对穴间的辨证关系。

从"对药"的不断创新，到以"对药"思想为基础形成的"对穴"经验，我们可以看出，学术思想来源于实践，并在实践中不断地得到总结、充实与创新。这也提示当代中医教育，应重视理论学习和临床实践的密切结合。

4. 糖尿病治疗逐步深入　施师把阴虚燥热看作是消渴病的根本病机，认为脾气虚损是引起糖尿病的主要因素。祝谌予在中西医结合治疗糖尿病的方面有较大的突破。他将糖尿病分为5个类型：气阴两虚型、阴虚火旺型、阴阳两虚型、气虚血瘀型、燥热入血型。其中以气阴两虚型最为多见，祝谌予创降糖方进行治疗，方用生黄芪、生地黄、玄参、丹参各30g，苍术、葛根各15g。该方能益气养阴活血，主治气阴两虚型糖尿病。生黄芪配生地黄降尿糖，是取生黄芪的补中、益气、升阳、紧腠理的作用以及生地黄滋阴、固肾精的作用，防止饮食精微的漏泄，使尿糖转为阴性。许多人认为治糖尿病不宜用辛燥的苍术，而施今墨用苍术治疗糖尿病是因其有"敛脾精"的作用，苍术虽燥，但配伍玄参之润，可制其短而用其长。祝谌予在临床中发现，不少糖尿病人同时患有血管病变。通过血液流变学研究发现，糖尿病患者血液黏稠度多有增高。如气阴两虚型糖尿病患者常见舌质暗，舌上有瘀点或瘀斑，舌下静脉怒张等血瘀征象，故而加用葛根、丹参两味药通脉活血。实践表明，加用活血药后，疗效有所增强。祝谌予临证时，在降糖方的基础上还可随症加减。如尿糖不降，重用天花粉30g，或加乌梅10g；血糖不降，加人参白虎汤（人参可用党参10g代替，知母10g，生石膏重用30~60g）；血糖较高而有明显饥饿感者，加玉竹10~15g、熟地黄30g；尿中出现酮体，加黄芩10g、黄连5g、茯苓15g、白术10g；皮肤瘙痒者，加白蒺藜10g、地肤子15g、白鲜皮15g；下身瘙痒者，加黄柏10g、知母10g、苦参15~20g；失眠者，加何首乌10g、女贞子10g、白蒺藜10g；心悸者，加石菖蒲10g、远志10g、生龙骨

30g、生牡蛎 30g；大便溏薄者，加薏苡仁 20g、芡实 10g；自觉燥热，且有腰痛者，加肉桂 3g 以引火归原；腰痛、下肢痿软无力者，加桑寄生 20~30g、狗脊 15~30g。祝谌予在继承师说的基础上，仔细观察，勇于创新，开创了用活血化瘀治疗糖尿病的新途径。

糖尿病中晚期产生的血管、神经慢性并发症危害极大，是造成病人致死、致残的主要原因，医学界较缺少有效的防治措施。祝氏认为糖尿病的慢性并发症属本虚标实，气阴两伤、脾肾阳虚、阴阳两虚为本，瘀血阻络、痰浊不化、水湿不运等为标，治疗时宜标本兼顾，他常用降糖对药方为主化裁治之。

祝谌予的学生李振中依据施今墨先生对糖尿病的精辟论述和其师祝谌予教授治疗糖尿病慢性并发症的宝贵经验，结合自己多年研究探索，认为痰浊不化是糖尿病微血管病变的病理基础，并在总结祝师学术经验的基础上对糖尿病并发眼底视网膜病变、糖尿病微血管病变等方面进行了大量系统的理论阐述。

梁晓春长期致力于中西医结合治疗糖尿病的研究。祝师认为血瘀贯穿糖尿病的始终，并认为血瘀是肝气郁滞的后果，创立了理气活血汤（由木香、当归、益母草、赤芍、川芎组成）用于治疗由气滞导致血瘀的糖尿病患者。梁晓春经过对祝师理论的悉心推敲以及对临证经验的总结，认识到情志不遂与糖尿病的发生和发展密切相关，她认为长期肝气郁结，疏泄失常，郁而化火，火热炽盛，上灼肺津，中伤胃液，下耗肾水，可诱发消渴病。另外，她认为人是生物 - 心理 - 社会的有机整体，生物因素与社会心理因素之间相互联系，糖尿病易引发许多心理问题，心理问题又会影响糖尿病的代谢控制，增加并发症发生的危险，形成恶性循环。因此对于糖尿病的治疗，还要给予有效的心理干预，提出"节喜怒""减思虑"，认为调节情志疏理肝气是治疗糖尿病的重要手段之一。

祝谌予的学生李育才擅于用中医中药治疗糖尿病，尤其在糖尿病酮症的治疗上，有其独特的体会。对于糖尿病酮症（乃至酮症酸中毒昏迷前期），他认为大量使用胰岛素，容易发生低血糖反应或低钾等副作用。使用中药治疗，虽然疗程长，但无副作用。他根据祝谌予老师的经验，以及 20 年的临证经验，从"气阴两伤，脾肾虚损"立论，运用养血清热、益气养阴法，随证灵活加减变通，可以消除酮体，使酮症得到控制。

5. 温病学立新说　汪逢春十分擅长治疗湿温病，他不仅对吴鞠通、薛生白的方剂十分熟悉，而且从不拘泥于古人之方，在选药组方上自成风格。他审证精详,辨证细腻,立法严谨,常以不到 10 味药的小方取其效验,主张"轻可去实"。其治疗湿温采用清热和化湿兼重的方法,仔细斟酌湿与热之孰轻孰重,结合宣透、舒郁、淡渗、缓泻等方法来治疗。汪逢春尤其善用辛香宣达、芳香清解之法来治疗湿温病,常能取得满意的疗效。他合理地使用清、化、宣、利、泻等多种治法,使湿热之邪随之而除。

赵绍琴师从汪师,尽得其传。不仅将汪师所传授的宝贵经验总结为辨治上中下三焦湿热病十二法公之于世,而且在自身长期临床实践中不断创新和发展。赵氏发现很多高热、昏迷等急危重症往往是由于误用或过用寒凉所致。于是,他将临床上辨治湿热病过程中常见的误治归纳为四种表现:一曰湿阻,二曰凉遏,三曰寒凝,四曰冰伏。救治之法,视其寒凉凝涩之微甚,投以芳化、辛开、温通、透达之品,温通寒湿,解散寒凝,透邪外出,则病立愈矣。

作为当代著名温病学家,赵绍琴对叶天士提出的卫气营血辨治之法有独到的体会和认识。他认为叶天士所谓"在卫汗之"并非指汗法,而是通过辛凉清解以达到汗泄驱邪之目的。这一观点纠正了多年来温病初起须辛凉解表的传统认识,被新版的高等中医院校统编教材《温病学》所采纳。在温病临床实践中,赵氏尤其善用叶天士"透热转气"法救治高热不退、昏迷等危重病证。他把透热转气引申为可以广泛用于温病各个发展阶段的一种治疗大法,以透邪外出为指导原则,取得了很好的临床效果。在内科临床方面,赵氏以善治疑难重症著称。他将温病卫气营血辨证方法引入内科临床,对一些疑难病从营血进行辨证,如白血病、再生障碍性贫血、病毒性心肌炎、慢性肾病等。

赵绍琴传人郑建功,以卫气营血辨证与脏腑辨证为基础治疗病毒性心肌炎,将补益心气贯穿本病治疗的始终。

另外,赵绍琴致力于慢性肾病的临床研究,对中西医学关于慢性肾病的传统观点提出疑问,针对性地提出一系列创新的理论,并取得了突破性进展。他把温病的卫气营血理论运用于慢性肾病的临床辨治,以凉血化瘀为大法,配合控制饮食和运动锻炼,进行综合治疗,疗效十分显著。在大量临床实践所验证的成功经验基础上,进行理论探讨,突破旧的传统理论的束缚提出慢性肾病应从血分论治、慢性肾病非单纯肾虚论、慢性肾病应忌食高蛋白论、慢性肾病宜运动锻炼论、慢性肾功能衰竭可以逆转等一系列学术创新之说,在肾病理论研究领域居于领先之列。

赵绍琴的传人彭建中根据赵师的慢性肾病非单纯肾虚论,提出"攻能扶正,下能兼补"之说,在继承赵老注意饮食调控、强调饮食禁忌的治疗特色的基础上,提出外感病适度控制调节饮食,可以预防和治疗外感发热,以及防止食复。

综上所述,四大名医的学术思想被其后两代传人继承并发展,具有较为明显的传承特征,众多传人之间,形成了既具有共性特征,又具有个性特点,内容丰富的学术思想及临证经验体系。

（赵伟琦）

第五章 北京四大名医学术传承对于现代中医发展的启示

一、确切的临床疗效是中医存在的基础

中医学是中华民族数千年来同疾病斗争的经验结晶,为中华民族的繁衍昌盛做出了巨大的贡献。实践是检验真理的唯一标准,中医学能延续几千年为中国人民的健康保驾护航,无疑检验了中医显著的疗效。在西医进入中国的一百多年时间里,在两种医学并存且西医学飞速发展的情况下,中医之所以没有被淘汰,并不在于中医理论对人与疾病的认识比西医更全面、更符合实际,也不在于中医理论的精华如整体观点、辨证论治高于西医理论,而是在于有效性,在于中医能够切切实实地解决病人的痛苦,治愈许多西医目前仍然无法治疗的病症。

在四大名医所处的民国时期,中西两种文化相互碰撞,西学东渐,北洋政府和南京政府欲废止中医药。四大名医与同一时代的众多中医界人士对反对中医政策进行了不屈不挠的斗争,坚决捍卫中医文化。在学术上,他们不断钻研知识,提高疗效。正如施今墨所说:"中医之生命不在外人,不在官府,而在学术也。"四位医家在继承中医传统方面作出了突出贡献,并在此基础上积极创新。孔伯华时常根据不同疾病而灵活选用古方,因其善用石膏,而被称为"孔石膏"。他创制的清灵甘露茶,在防治感冒、中暑方面效果良好。1917 年晋绥地区以及廊坊一带瘟疫流行,孔伯华等人奔赴疫区进行预防和救治,免费为病者诊治施药,避免了瘟疫的流行。回到北京后,孔伯华与张菊人、陈企董、曹巽轩、陈伯雄、赵云卿等集体编写了《传染病八种证治晰疑》10 卷,为瘟病学的科研发展作出了贡献。1929 年,余云岫提出"废止旧医案",汪精卫做出"取缔中医案",下令废弃中医。施今墨联合各省中医组成"华北中医请愿团"南下请愿,终于使当时政府收回成命。时值汪精卫岳母患痢疾,经西医诊治无效,无奈之下汪精卫请施今墨先生前去诊治,几副汤药服下后即治好此病,正是用实际疗效证明了中医宝贵的价值。

确切的临床疗效,是中医过去、现在、将来立足于医林的根本。但是在承认中医疗效的同时,也要看到中医学中存在的问题,尤其是中医学在现代科技背景下的学术发展情况。在过去,由于患者不具备选择西医的条件,而在 20 世纪西方文化传入之后,西医学也随之走入中国,中医和西医两种医学并存,并且出现以西医为主的局面。随着市场经济的不断深入,中医学必然要接受市场的检验,中医学要以自身的优势与突出的疗效为发展的基础。

二、重视教育、培养人才是发展的关键

培养中医人才是中医学发展的关键。发展中医学,需要一大批具有一定中医学知识、才能和社会品德,能担任一定的中医学工作的中医人才。

民国时期的中医界,在得不到政府支持的情况下,只能自强自立,自谋生路。尤其是在经历了反对"废止中医案"的激烈斗争后,四大名医不约而同地认识到培养人才、壮大队伍、提高疗效是振兴中医的必由之路,并指出:"中医之生命不在外人,不在官府,而在学术也。学术成否,当然在乎学校也。"北平中医学院、华北国医学院、北京医学讲习会等相继诞生,开启了近代北京中医学院式教育之先河。两个国医学院共培养 1 300 余名毕业生,分布在北京和全国其他省份。这一时期北京地区的中医教育处于青黄不接的状态。而南方江浙一带,历代多出名医。此时,在上海、广东等地都已经率先办起了中医学校,而北方地区则相对薄弱,无影响较大的中医学校。所以四大名医办学起到了承上启下的作用,填补了北京这一时期中医教育的空白。

四大名医积极参与创办现代中医高等教育。新中国建立后,党和政府对中医事业给予了深切的关怀和重视,中医界从此踏上了坦荡发展的道路。四大名医向党和政府提议建立中医院校。1954 年在第一届全国人民代表大会第一次会议上,萧龙友先生积极提案设立中医专科大学,这一提案后被中央政府采纳,于 1956 年在北京、上海、成都、广州成立了首批四所中医学院。中医学院的成立,标志着中医教育纳入到了国家高等教育体系中,全国高层次中医人才的培养也从此开始。祝谌予、赵绍琴、袁家玑、李介鸣等人陆续到校任教,充实了教师队伍。现代中医教育的创办,促进了中医学术研究的繁荣。

在天津、山西、贵州等地区,四大名医的传人对于推进当地中医事业的发展也都贡献了积极的力量。哈荔田教授曾担任天津市卫生局副局长,积极推进天津中医事业的发展;吕景山教授1962年毕业后分配到山西省中医研究所工作,从事中医研究五十余年;袁家玑教授历任贵阳市卫生局副局长、贵阳中医学院院长。四大名医传人,遍布北京及其他省份中医临证各科,进入医疗、教育、科研和管理等诸多领域,是北京乃至全国中医学术队伍中的一支重要力量;对推动北京和其他省区的中医事业的发展起到了积极作用。

施今墨的弟子祝谌予既是一位医术精湛的临床家,又是中医教育界的一代宗师。1956年,祝谌予调入北京中医学院任教务长兼金匮教研室主任,曾参与制定全国高等中医院校教学大纲和教学计划,为系统培养中医专业高等人才打下了基础。"文革"后期被借调到中国医学科学院,主持开办了10期西医学中医班,其中不少学员成为中西医结合的骨干力量。

1956年北京中医学院成立,赵绍琴受聘执教,主讲本草学,成为北京中医学院的首批老师之一。1977年调任学院基础部温病教研室,此后以培养硕士研究生为主,培养出温病专业硕士研究生20余名。1990年后被确认为首批带徒的国家级名老中医。

由此,可见四大名医重视中医教育,认为培养中医人才是中医得以发展的关键。并且他们重视教育的思想也在被众多传人继承与发扬。由四大名医及其传人的中医教育思想及积极投身于教育事业的热情,让当代后人更清楚地认识到小至一个学术思想、中至一门学科、大至一个学派,若要保持旺盛的生命力,并要不断向前发展,培养出大量优秀的继承人是最为关键的一个因素。

三、现代中医教育应采用学院式教育与师承教育相结合

在中国传统教育中,传承关系和传承方式始终是一个备受关注的话题。中医传统的教育主要是师徒父子相传、私淑名家及太医院的集体传授。北平国医学院、华北国医学院,采用集体教学方式,并汲取西医院校办学经验,首创了新型的中医高等教育学府,这在北京地区是空前的,对于全国来说影响也很大。由于中医是一门实践性很强的学科,跟师临证学习是很重要的,这也是师承家传式中医教育的优势之处,北平国医学院、华北国医学院继承

了这一优势,强调在学员学习的后期要随师临证实习。由四大名医的学术思想在其后两代传人中的传承效果可以看出,第一代传人对于四大名医的学术思想继承的效果好、线索清晰,析其主要原因为在学院式教育中尽量结合师传形式。对于四大名医第一代传人 21 人的师承形式进行归纳,16 人经过师徒相传的形式(其中 8 人为毕业于北平国医学院与华北国医学院后,再拜师),3 人为家传形式,2 人毕业于两所国医学院。从二代传人对一代传人的学术继承效果来看,二代传人中如徐凌云、徐振纲、刘毅、董振华、彭建中、刘少云、李建、于丽均等人对于其师学术思想继承较为系统,且在继承基础上多有所创新,而析其继承方式,亦为师徒相传。

北京四大名医采用纳徒授业、家传、中医办学等不同形式推进中医药教育事业,为民国时期尤其是北京地区的中医药教育事业作出了巨大的贡献。尤其是北平国医学院和华北国医学院,可以说是开创了近代中医高等教育的先河,对于以学院式教育为主体的当代中医教育也起到了很好的示范作用。

中医师承教育和院校式教育是在不同历史条件下产生和发展起来的,两者分别适应不同社会的需求,各有特色也各有不足。北平国医学院、华北国医学院的办学模式是在继承中有发展,创新而不离宗,创立了以师授相传为基础的,社会性、开放性的中医高等教育新模式。今天社会已步入 21 世纪,为满足社会需求,中医药人才培养以学院式教育为主。然而,中医学是一种宏观医学、经验医学,实践性很强。经验对于掌握这种医学方法具有重要的价值,身心体验和领悟是掌握中医学的重要途径。师带徒的方式则能较好地满足这些条件,并且具有因材施教、个性化培养等特点。这种独特的传授方法,使中医学不同的学术思想代有传人,绵延发展,既构成了人才链和人才群体,又发展了中医学术理论。

目前我国高等中医药院校借鉴西方医学教育模式,培养了一大批高级中医药人才。这种培养方式的优点是可以大批量地培养人才,容易形成制度化,易于管理。但是在当今中医教育界却存在着中医人才逐渐萎缩的情况。原卫生部长崔月犁说“大家说的中医后继乏人,实际上主要指的是乏名医这部分人,这要下一番功夫,进行调查,总结出培养名中医的方法来”。对中医“师承传授”教育方式的调查研究便是探索培养知名中医的方法之一。据不完全统计,从 1949—1956 年的 7 年中,全国中医带徒达 5.9 万人之众,现今多位著名中医学家中,有91%是通过师承教育这种方式成才的。师承教育在中医人才培养中的地位可见一斑。

师承制是培养高层次中医药人才的有效方法,在通过学院式教育培养专门人才后,可以继续选择性地进行师承教育,在大规模培养中医专门人才的同时,更好地继承名老中医的宝贵学术思想与经验。

（赵伟琦）

第六章 北京四大名医学术思想相关期刊 文献分析（1949—1999）

我们对新中国成立以来反映北京四大名医学术思想的期刊文献，作了初步的考察与分析。

一、方法

所有文献通过北京中医药大学图书馆，国家中医药管理局中国中医药文献检索中心《中医药文献数据库》《中医药报刊文献数据库》及《中国生物文献数据库》，中国人民解放军医学图书馆《中国生物医学文献数据库》及《中文生物医学期刊数据库》检索获得。检索式为所有文献数据库中在文题、作者、文摘及文章中出现四大名医姓名的文献，文献检索起止年代为 1949—1999 年。

二、结果

共检索出 1949—1999 年 50 年间与北京四大名医有关的期刊文献 90 篇，其中以施今墨先生相关文献最多，总计 62 篇，其中本人亲笔 7 篇；孔伯华先生 12 篇；萧龙友先生 10 篇；汪逢春先生 6 篇。

对四大名医相关文献的进行分析，内容包括生平、学术思想、临床经验、基础研究、医案、书评、政论、科普及各种相关消息，其中以阐述名医学术思想、学习名医临床经验以及名医医案文章占绝大多数。详见表 1-6-1。

表 1-6-1　四大名医相关文献内容分析

	生平（篇）	学术思想（篇）	临床经验（篇）	医案（篇）	其他（篇）	学术文章所占比例
施今墨	13	13	24	2	10	62.9%
孔伯华	2	4	4	2	0	80.0%
萧龙友	4	2	0	3	1	50.0%
汪逢春	1	2	0	3	0	83.3%
合　计	20	21	28	10	11	54.4%

分析四大名医相关文章发表的期刊,除《中医杂志》《中国中西医结合杂志》《中国医药学报》3 种主要的全国性中医学术杂志外,尚涉及 5 所中医药大学学报、20 个省级中医杂志及其他相关医学杂志,共计 38 种。详见表 1-6-2。

表 1-6-2　四大名医相关文献发表期刊分析（篇）

	全国杂志	大学学报	北京中医	其他省市	其他杂志	杂志种类	涉及省市
施今墨	14	6	2	30	10	33	19
孔伯华	2	2	4	3	1	7	4
萧龙友	1	2	3	3	1	5	3
汪逢春	2	2	2	0	1	5	2
合　计	19	12	11	36	13	38[*]	20[*]

　*　去除重复杂志及省市后数字。

对所发表文章年代进行统计发现,有关四大名医的文章主要集中在20 世纪 80 年代,总计 54 篇。而 1960—1980 年间文章检索数为零,考虑与 "文革" 期间大量期刊中断发行有关。另外 1949—1959 年间有 11 篇;1990—1999 年间有 25 篇。

三、分析

北京四大名医的主要从医经历是在民国时期。民国时期,国民政府下令取缔中医,几位中医前辈曾为抗议 "废止中医令" 积极奔走。四位中医前辈均大力倡导中医教育,在新中国成立前创办华北国医学院、北京国医学院及国药会馆讲习班等中医学校,培养了一大批优秀中医药人才。新中国成立以后,萧龙友、施今墨及孔伯华三位前辈尚健在,他们积极推进中医教育,倡导中西医学交流,促进中医发展。由于萧龙友、施今墨及孔伯华三位前辈在新中国成立后均年事已高,故亲自撰写学术文章已少;但是,四大名医的诸多弟子、学生则成为国内著名的中医专家,他们学习老师的临床经验、继承老师的学术思想,撰写了大量学术论文。从检索结果可以看出,1949—1999 年 50 年间四位中医前辈的相关文章有 90 篇,学术论文占 59 篇,提示四大名医的学术思想在新中国成立以后的中医药学界有着重要的影响,为中医药学的继承与发展起了重要的促进作用。

北京四大名医行医的地域主要是在北京市。但是四位中医前辈卓越的临床实践和独特的学术思想,在全国范围内也享有极高的声誉,且四位名医大力提倡中医教育,更是桃李满天下。从表 1-6-2 可以看出,四大名医的相关文献除在北京中医杂志发表 11 篇外,在《中医杂志》《中国中西医结合杂志》《中国医药学报》等全国性学术杂志发表 19 篇,中医药大学学报发表 11 篇,而在其他省市级中医药杂志上发表了 36 篇,占全部期刊文献的 40%。四位中医前辈相关的文章共涉及 20 个省、自治区、直辖市的 38 种医学杂志。文章的作者,很多是四大名医所创华北国医学院、北京国医学院及国药会馆讲习班等中医学校的学生,他们毕业后在全国各地从事中医工作,成为当地中医的重要力量。由此可以看出,北京四大名医的影响,不仅仅限于北京地区,其学术思想在全国范围内具有广泛的影响。

北京四大名医相关文献发表的时间主要集中在 20 世纪 80 年代。分析原因,新中国成立初期,医学期刊相对较少,故期刊文献不多。20 世纪 60 年代至 70 年代正值"文革"时期,多数医学期刊停刊,学术活动被迫中断,因此没有文章刊出。20 世纪 80 年代是改革开放的第一个十年,也是祖国医学学术空前繁荣的十年。因此,20 世纪 80 年代四大名医相关文献占新中国成立以来总和的 60%。进入 20 世纪 90 年代,一方面现代科学与现代医学飞速发展,中医学更加注重与先进的科学技术接轨;另一方面,年轻一代中医与四大名医生活的年代渐渐拉开了距离,因而与四大名医相关的期刊文献呈现下降趋势。这提示我们,应该重新重视并加快速度总结前辈丰富的临床经验,继承与发扬著名老中医的学术思想,促进中医学术的发展。

初步分析文献中关于四大名医学术思想的主要内容,四位中医前辈不但具有丰富的临床经验,而且均具有非常深厚的中医理论基础。同时,他们尚古而不泥古,尊古而有创新。他们正确地把握继承与创新的关系,在长期的临床实践中不断总结、推陈出新,形成了独特的学术风格,为中医药学的发展起了重要的促进作用。中医学的发展,正如施今墨先生在文章中所述:"祖国医学诚然是几千年的经验积累,但经验达到一定程度就要提高到理论,再由理论返转回来以指导实践,如此循环不断,推陈出新,因而历代都在不断地进步和发展,使祖国医学获得了丰富的内容和宝贵的经验。"

从北京四大名医学术思想相关期刊文献的初步分析可以看出,萧龙友、施今墨、汪逢春及孔伯华四位老先生无愧于"京城四大名医"的称号,他们的学术思想,在北京乃至全国范围内具有广泛的影响,在中医学近半个世纪的发展历程中,发挥了重要促进与推动作用。而不断地总结四大名医的学术特点,弘扬四大名医的学术思想,发挥中医药的优势与特色,造福于广大人民群众,是摆在当代中医学者面前的重要课题。

（佘　靖　刘红旭　赵文景）

第七章 北京四大名医期刊文献研究的探析（2000—2021）

一、资料与方法

1. 资料来源及检索方法　以"施今墨""汪逢春""萧龙友""孔伯华""京城四大名医"等为主题词,对中国知识资源总库（CNKI）、维普网（VIP）、中国学术期刊数据库（万方数据）、中国生物医学文献服务系统（SinoMed）进行检索,检索时限为 2000 年 1 月 1 日至 2021 年 12 月 31 日。以中国知网为例: SU%=' 萧龙友 'ORTKA=' 萧龙友 'ORTI=' 萧龙友 'ORKY=' 萧龙友 'ORAB=' 萧龙友 ',检索时间: 2000 年 1 月 1 日至 2021 年 12 月 31 日,更新时间不限。

由两位不同的研究者,分别对以上数据库采用独立背靠背方式完成检索。利用 NoteExpress 3.2 软件实现文献的管理、查重和精简,交叉核对结果,如有不一致者,通过第三者讨论解决。

2. 纳排标准　纳入标准:纳入与"京城四大名医"学术思想（包含生平背景、临床经验及学术思想、医案、文献研究）相关的文献;排除标准:排除"京城四大名医"弟子或学生自身学术思想或医案;排除非医学类的文献。

3. 数据库建立及整理　利用 Excel 2007 数据库对文献资料进行提取,建立"京城四大名医"信息表,包含文献名称、类型、年份等信息。由两名研究者完成所涉及具体信息的手工提取。

4. 学术特征分析　采用 SPSS 19.0 进行频次分析,计算"京城四大名医"分别及汇总的有关文献类型、发表年份、期刊种类等的频率并进行分析;采用 Cytoscape 3.8.2 将"京城四大名医"与其对应的学术特征进行关联。

二、检索结果

1. 文献检索结果　本研究检索到 2000—2021 年间有关"京城四大名医"之萧龙友、施今墨、汪逢春、孔伯华的相关文献分别为 304 篇、1348 篇、215 篇、424 篇,经查重后分别为 146 篇、513 篇、98 篇、224 篇,浏览题目及摘要,排除非医学文献及非"京城四大名医"相关学术思想及临床经验的文献,分别为45篇、198篇、40篇、61篇,检索并阅读全文后,排除研究内容不符及无法获取全文的文献,分别为29篇、182篇、35篇、47篇;其中,包含10篇重复文献,最终纳入文献283篇。

2. 文献年份统计　四大名医相关文献发表年份具有差异性。施今墨、汪逢春、孔伯华相关文献在2006—2015年呈M形波峰,2018—2021年呈单波峰,萧龙友相关文献年份分布较为均衡。施今墨相关文献在2009年出现高峰,为17篇,汪逢春、孔伯华相关文献在2008年出现高峰,分别为5和8篇。

3. 文献来源分布　萧龙友、施今墨、汪逢春、孔伯华相关文献来源包含会议、报纸、科技成果、期刊、学位论文等。萧龙友相关期刊文献共20篇,登载文献数在2篇以上的期刊有4种,共载文15篇,占75.0%;施今墨相关期刊文献共143篇,登载文献数在2篇以上的期刊有27种,共载文100篇,占69.9%;汪逢春相关期刊文献共27篇,登载文献数在2篇以上的期刊有4种,共载文100篇,占50.0%;孔伯华相关期刊文献共35篇,登载文献数在2篇以上的期刊有9种,共载文21篇,占60.0%;四大医家期刊文献中,均包含中医杂志、北京中医药等期刊,具体见表1-7-1。

表1-7-1　文献期刊具体分布

医家	期刊	数量（篇）	医家	期刊	数量（篇）
施今墨	中国实用乡村医生杂志	26	施今墨	中国民族民间医药	2
	中医杂志	7		中国民间疗法	2
	家庭中医药	7		新中医	2
	北京中医药	7		现代中西医结合杂志	2
	糖尿病天地	5		世界中医药	2
	首都医药	5		世界中西医结合杂志	2
	内蒙古中医药	4		世界科学技术：中医药现代化	2
	光明中医	4			
	药物与人	3		山西中医药大学学报	2
	中国中医急症	2		山西中医	2
	中国中西医结合杂志	2		吉林中医药	2
	中国现代医生	2		湖北民族学院学报	2
	中国社区医师	2		河南中医	2

续表

医家	期刊	数量（篇）	医家	期刊	数量（篇）
施今墨	河北中医	2	汪逢春	其他	18
	广西中医药	2	孔伯华	中医杂志	3
	其他	43		中国中医基础医学杂志	3
萧龙友	中医杂志	4		北京中医药	3
	环球中医药	3		中国中医急症	2
	家庭中医药	3		中国临床医生杂志	2
	北京中医	2		求医问药	2
	其他	8		家庭中医药	2
汪逢春	北京中医药	3		家庭医学	2
	中医杂志	2		北京中医药大学学报	2
	中医文献杂志	2		其他	14
	中医健康养生	2			

4. 文献内容概况　对纳入的文献进行归类分析,可以看出"京城四大名医"相关文献主要研究内容包括生平、学术思想、临床经验、医案、文献研究等;其中,总结运用四大名医临床经验类型的文献居多,其次为学术思想或医案。施今墨先生相关文献研究内容相对多样化,如临床评价、中医教育、临床研究、动物实验等。

三、讨论

1. 研究成果丰硕,呈上升趋势　随着国家对中医药传承与创新的重视及一系列政策的颁布实施,名老中医经验的整理由自发性、散在性向系统性、全面性发展。1949—1999 年间,萧龙友、施今墨、汪逢春、孔伯华先生相关研究文献分别为 10 篇、62 篇、6 篇和 12 篇;而近二十余年的文献研究量总体呈上升趋势,分别为 29 篇、182 篇、35 篇和 47 篇;四大名医中,施今墨先生的文献研究居多,达 182 篇,包含了其弟子吕景山编写的《施今墨对药》相关文献 26 篇。四大名医相关文献研究日渐增多,得益于中医管理局政策的支持。2002 年 3 月北京市中医管理局对"二十世纪北京中医发展史研究"进行立项,"北京四大名医研究"为其中一项子课题,同年 10 月,北京市

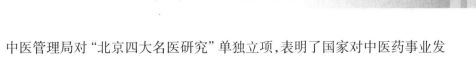

中医管理局对"北京四大名医研究"单独立项，表明了国家对中医药事业发展的重视。

2. 期刊质量高，研究内容多样化　从纳入文献看，四大名医相关文献研究形式多样化，包含会议、报纸、科技成果、期刊、学位论文等，期刊为主要形式，占文献总量的 79.5%。按 2021 年中国科技论文统计源核心期刊（中华人民共和国科学技术部）分类法统计，萧龙友先生相关文献共涉及 12 种期刊，其中 7 种为核心期刊，载文 13 篇，占比 65%；施今墨先生相关文献期刊范围较广，涉及 70 余种，其中 29 种为核心期刊，载文 53 篇，占比 36.1%，但其中包含了《中医杂志》《北京中医药大学学报》《中国中西医结合杂志》等 T1 区杂志及《中国中医基础医学杂志》《世界科学技术：中医药现代化》《世界中西医结合杂志》《吉林中医药》《中国中医急症》等 T2 区杂志；汪逢春先生相关文献期刊涉及 22 种，其中 11 种为核心期刊，载文 14 篇，占比 51.9%；孔伯华先生相关文献期刊涉及 23 种，其中 14 种为核心期刊，载文 22 篇，占比 62.9%。总体上，收纳期刊文献质量较高，期刊分布以北京地区为主，涉及全国多个省市地区，由此可知，京城四大名医的学术思想对全国中医药的发展影响深远。

3. 学术特征鲜明，共性与个性共存

（1）共性之学术特征分析：脾胃病的病机与治疗：萧龙友、施今墨、汪逢春及孔伯华先生治疗脾胃重视调理气血与脏腑；除施今墨先生外，处方用药时，擅长鲜药的应用，取鲜药之生发之气以提高疗效、用鲜药清润之气反佐药性。萧龙友先生强调脾胃病应注重气、湿、积滞等病理因素的影响，同时注意到脾胃病的病理机制易于化热的现象；施今墨先生治疗脾胃病尤善调理气机升降，其根据"太阴湿土，得阳始运，阳明燥土，得阴自安""脾宜升则健，胃宜降则和"的脾胃生理特点，归纳出治疗脾胃病十法，即"温、清、补、消、通、泻、涩、降、和、生"；汪逢春先生善用谷类、曲类等药性温和之药调养脾胃；孔伯华先生推崇刘河间"火热论"，认为脾胃易生湿热，用药应注重滋潜柔肝，芳化淡透。

温病的病机与治疗：温病是感受温邪引起，以发热为主症，多具有热象偏重、易化燥伤阴等特点的一类急性传染病，四大名医均认为阴液耗伤是温病主要的病理机制，阴液耗伤程度与温病的转归和预后密切相关，因此，救阴贯穿于温病治疗的全过程。然各家在治疗过程中，各有特点：萧龙友先生偏重温补清养，润肺胃之阴；施今墨先生注重调和升降，祛热滋阴救阴；汪逢春先生偏重轻宣芳透，多法结合以救阴；孔伯华先生强调辛寒清气、重剂清热救阴。

妇科病的病机与治疗：萧龙友、施今墨、汪逢春及孔伯华先生在妇科疾病治疗方面均强调"清热"的重要性。萧龙友先生治疗月经不调强调补益气血为先、清热滋阴为重，活血祛瘀有度、重炮制用鲜品，常以四物汤、四君子汤化裁为基础方，加用清热祛瘀之品；施今墨先生治疗妇科疾病时善用花草类中药，如月季花、金银花等，具有清热、疏肝之用，组方小而精，兼顾药物归经及配伍；孔伯华先生认为妇科病的主要病机为肝热脾湿，以清、化、渗、柔、疏、抑为主要治法，用药以赤小豆、萆薢清利湿热，旋覆花、代赭石平肝降逆，调理气血，藕节清热固下。

（2）个性之学术特征分析：萧龙友先生治病处方特色平淡轻灵，尤善根据季节变化和不同证候特点使用鲜药，如鲜生姜、生荸荠、鲜荷叶、鲜荷梗、鲜莲子、鲜石斛、鲜藕节等；鲜药与相应干品比较，药性更为突出，如寒凉之性的鲜药更加凉润，芳香辛窜气味更加浓厚，且吸收见效快，对一些热性病、血证、外伤病症及疑难重症等，尤其有特殊的功效。施今墨先生对药思想尤为突出，其弟子吕景山编写的《施今墨对药》总结了不同功效和不同疾病药物的组合配伍，目前仍有众多关于对药的基础和临床研究，尤以糖尿病的研究最为突出。汪逢春先生配制丸方、膏方十分考究，从现存的《泊庐医案》及《丸散膏方底簿》可以看出，先生注重药材的炮制加工及道地药材的应用，强调病轻制丸，病重制膏，兼顾阴阳气血、脏腑经络、扶正祛邪，充分体现了中医的整体观念和辨证论治，同时注重精神调养和心理治疗以补药力之不足。孔伯华善用石膏，有"石膏孔""孔石膏"之称，《时斋医话》中记载："诸石膏之疗能，其体重能泻胃火，其气轻能解表肌（解表清热），生津液，除烦渴，退热疗斑（皮肤上出的小红点成片就叫斑），宣散外感温邪之实热，使从毛孔透出。其性之凉并不寒于其他凉药，但其解热之效，远较其他凉药而过之。治伤寒之头痛如裂、壮热如火，尤为特效，并能缓脾益气，邪热去，脾得缓而元气回；催通乳汁，阳燥润，孔道滋而涌泉出；又能用于外科，治疗疡之溃烂化腐生肌；用于口腔而治口舌糜烂；胃热肺热之发斑发疹更属要药。"

参考文献

[1] 陈腾飞，王晓鹏，刘清泉．北京四大名医成长历程之共性研究［J］．中医杂志，2018，59（22）：1973-1976.

[2] 李婷爱．浅谈中医治疗胃痛十法［J］．光明中医，2012，27（4）：790-791.

［3］张晓明,高益民,施小墨,等.北京"四大名医"脾胃病学术经验及其用药特点的研究
　　　［C］// 世界中医药学会联合会消化病专业委员会国际学术大会暨广西中西医结合学
　　　会消化病年会 世界中医药学会,2012.

［4］张宁.民国时期"京城四大名医"治疗温病用药规律研究［D］.北京:北京中医药大
　　　学,2020.

［5］宋佳,赵艳.基于文献的萧龙友治疗月经不调用药特色研究［J］.中医杂志,2020,
　　　61（13）:1184-1187.

［6］马艳,王东梅,武少玮,等.施今墨治疗妇科疾病用药赏析［J］.中国民族民间医药,
　　　2016,25（6）:84.

［7］杨利侠,朱西杰.北京名医孔伯华治疗妇科疾病特色浅析［J］.时珍国医国药,2006,
　　　17（10）:2112.

［8］陈腾飞,王帅,丁雪霏,等.浅述燕京名医萧龙友使用时令鲜药经验［J］.环球中医
　　　药,2017,10（5）:583-585.

［9］刘艺芬,刘远超,林惠京.巧用施今墨对药治疗气阴两虚挟瘀型糖尿病瘙痒症临床观
　　　察［J］.黑龙江中医药,2017,46（3）:14-17.

［10］管志婷.施今墨对药化裁对 2 型糖尿病 IR 及循环 miR-29 影响的临床研究［D］.
　　　唐山:华北理工大学,2019.

［11］王玉,于文霞,李继安.施今墨对药化裁方治疗 2 型糖尿病的临床观察［J］.光明中
　　　医,2019,34（10）:1495-1497.

［12］张仕玉,黄莉华.汪逢春使用丸膏方的特点［J］.光明中医,2008,23（9）:1264.

［13］胡献国.孔伯华与石膏［J］.家庭中医药,2021,28（3）:76-77.

［14］陈曦,李宜放.基于医案解构探讨名老中医经验数据挖掘现状［J］.中华中医药杂
　　　志,2019,34（6）:2608-2611.

（赵伟琦　魏鹏路）

第八章　北京四大名医与中医教育事业

新中国成立以前，从北洋军阀政府到国民党行政当局，均对中医采取歧视、压制和排斥的政策，中医事业受到限制，中医人才培养也受到百般阻挠。1929年国民党政府第一次中央卫生委员会议通过余岩等提出的"废止旧医以扫除医事卫生之障碍案"，企图取缔中医。此举立即引起全国中医药界的极大愤怒和强烈反对，全国各地中医团体代表云集上海，130余个团体联合赴京请愿，最终迫使国民党当局收回成命。

此后四位中医前辈均认识到必须采取有力的措施保护中医、发展中医，而最有效的方法就是大力发展中医教育事业，培养中医事业的后继人才。

萧龙友与孔伯华先生在当时极为艰难的条件下，克服重重困难，于1930年创办了北平国医学院。萧龙友先生担任董事长，孔伯华先生任院长，聘请了当时第一流的专家分别任教，如瞿文楼、姚季英、周吉人、安干卿、陈慎吾、赵述屏、张菊人、孟庆三、焦会元、孔仲华等。北平国医学院历时15载，培养学员700余人，对当时的中医事业起到了挽救和促进作用，为中医事业培养了大批后继人才。新中国卫生部中医司第一任副司长赵树屏，北京市卫生局中医科第一任科长白啸山，均是萧龙友先生的高徒。当时的国民党政府不承认学制，不予立案，学校经费困难。他和孔伯华先生不仅亲上讲坛，还在学院诊所应诊，将诊费用于办学之用。

萧龙友先生一生致力于发展中医教育事业，积极主张中医办学校，以继承发扬祖国医学遗产。他曾经明确提出"非学校医院并设，使学习与临床互有经验，不易取得良好效用。"新中国建立以后，中央政府制定了中医政策，使中医事业得到了发展，萧龙友先生又重新焕发了青春，80岁高龄的他将别号"息翁"改为"不息翁"，积极为发展中医事业而努力。1954年在第一届全国人民代表大会第一次会议上，萧龙友先生积极提案设立中医专科大学，这一提案后被中央政府采纳，于1956年在北京、上海、成都、广州成立了首批四所中医学院。萧龙友先生闻此消息，兴奋不已，写下《中医学院成立感言》，刊登于1956年6月8日《健康报》。

孔伯华先生在反对国民政府"取缔中医"的反动决议的斗争中，被推选为"全国医药团体联合会"的临时大会主席,率联合赴京请愿团前往南京请愿。此后深感中医药发展的当务之急在于培养中医人才,壮大中医队伍,提高中医疗效。遂与萧龙友先生合办北平国医学院。在历时15载的艰难办学过程中,孔伯华先生不但将自己的诊费用作学院开支,还常常借贷支撑学校运转。七七事变以后,日伪政府多次试图接管北平国医学院,软硬兼施、威逼利诱达两年之久,仅房屋一项就曾迫令三迁。孔伯华先生坚持数年,直至1942年,终于毅然割爱,宁为玉碎,不为瓦全,停办该校。后萧龙友先生曾作《七律》三首,表达了对旧中国对中医采取歧视政策的不满。孔伯华先生在教学中对学生循循善诱,诲人不倦,倡导启发;主张独立思考,允许学生提出不同看法和意见,畅所欲言;然后总结归纳,详细教导。他治学严谨,务求精研,曾云"夫茫茫尘世,疾患难测,医者若因所学不精,则不能随机应变,治之大于术也,或殒其生,或待其毙,生民者不惟不能生,而反成害民者也。年复一年,枉死者何止几千万计,重可伤矣,宁无惧哉!"

施今墨先生"慨乎中国医学之寝微,先哲伟业之将堕",认为"中医之生命,不在外人,不在官府,而在学术也,学术成否,当然在乎学校"。他先参与萧龙友、孔伯华先生合办的北平国医学院并亲自任教,后又慨然捐出自己应诊所得银币两万元于北京西城创办华北国医学院,地址初期在北京宣外盆儿胡同,后迁至宣内大麻线胡同,同年成立附属诊所。

华北国医学院建立了董事会,陈宜诚担任董事长,施今墨先生任院长,魏建宏任教务长,并在中央国医馆立案。学校制定了一套比较完整的规章制度,包括董事会、学则、学年、教务会议规程、聘请教员规约、职员办事通则、学生奖惩条例等。学生必须是高中毕业或同等学力,学制四年。施小墨在介绍其父亲创办华北国医学院的经验时总结为4个方面,即继承之中有发展、遵循之中又有创新、整理之中有所创新、基础临床有机结合。

施今墨先生的办院宗旨是借鉴现代科学方法,研究整理中医遗产,发展祖国医学教育。其课程以中医为主,包括中国医学史、医学大意、内经、难经、伤寒、金匮、温病、诸病源候论、本草、处方、脉学、辨证、医案以及临床诸科计20余门,兼有西医的解剖、病理、法医等课程。所聘师资中医方面均为北京著名专家,如曹养舟、瞿文楼、刘廷衡、周介人、赵锡武、方树屏、王药雨、赵炳南、吴彩臣、曹锡珍等,可谓耆宿云集;西医则多为北京大学医学院的教师。从1932年至1949年,历时17年,共招生16个班,入学636人,毕业347人。该校大多毕业生后来成为国内著名的中医专家、学者或行政管理人才。其间尚在北平、上海、山西、察哈尔等地协助创办多所中医学校、讲习班、研究班等,并收有生徒多人,培养了大批中医人才。祝谌予、哈荔田、马继兴、杨医亚、袁家玑、史道生、李介鸣、董德懋等著名中医专家均曾随施今墨先生学习。

汪逢春先生早年情况文献报道不多,从《泊庐医案》序中可知,汪逢春受业于吴中名医艾步蟾老先生。壮岁来京,悬壶北京,至新中国成立前夕去世。汪逢春先生热心中医教育事业,注重中医人才的培养,提倡在职教育。1942年在北京天安门内侧朝房创办国药会馆讲习班,著有《中医病理学》作为讲习班教材;瞿文楼、赵树屏、杨叔澄等曾为主讲教师;郭士魁、王鸿士等现代名医曾是当时讲习班的学员。汪逢春先生对学生严格要求,常指导学生去西鹤年堂看标本,到洼台看锯鹿茸。在西河沿应诊时,每逢初一、十五停诊,与学生讨论病例。对有些已经取得行医执照的学生,仍不许其挂牌行医,仔细观察直至医术成熟。

参考文献

[1] 北京中医学院. 中国医学史[M]. 上海:上海科学技术出版社,1987:62-63.
[2] 黄树则. 中国现代名医传[M]. 北京:北京科学普及出版社,1985:77-83.
[3] 肖承悰. 名中医萧龙友[J]. 北京中医杂志,1985(6):14-17.
[4] 黄树则. 中国现代名医传[M]. 北京:北京科学普及出版社,1985:17-21.
[5] 肖承悰. 回忆萧龙友先生[J]. 山东中医学院学报,1981(2):20-25.
[6] 朱鸿铭. 孔伯华的治学精神[J]. 河北中医杂志,1984(4):29.
[7] 施小墨,张秀琴. 卓越的医学教育家施今墨先生[J]. 国医论坛,1986(4):12-15.
[8] 吴中云. 施今墨与华北国医学院[J]. 中医文献杂志,1995(2):28.
[9] 韩光,张宇舟. 中国当代医学家荟萃[M]. 长春:吉林科技出版社,1989:471.
[10] 索延昌. 京城国医谱[M]. 北京:中国医药科技出版社,2000:54-57.
[11] 吴中云. 汪逢春生平年代考[M]. 中华医史杂志,1999,29(4):233-234.
[12] 黄树则. 中国现代名医传[M]. 北京:北京科学普及出版社,1985:69-75.

(佘 靖 刘红旭)

第九章　北京四大名医对中医教育的贡献

　　北京四大名医对中医教育的贡献,主要是创建了北平国医学院(1930—1944)和华北国医学院(1932—1950),由这两个学院培养了大批优秀中医药人才,为中医药教育和中医药事业的发展作出了巨大的贡献。这两个学院存在的时间是在二十世纪三四十年代,要研究这两个学院对中国近代中医教育的贡献,就要对这一时期全国中医教育的形势有一个初步的了解。

　　中医药在中国已经沿用了两千多年,其教育形式主要有两种:一是师带徒的形式,一是宫廷医学教育形式。清末随着西方现代教育以及西医教育的输入和渗透,中医药教育也发生了潜移默化的变化。在官方,首先在太医院教习厅复设医学馆,后又在京师大学堂规划医学馆,虽然未成,但已经有了雏形。而在民间,各地的民办中医药教育层出不穷,尤其是在南方地区,形成了中医药院校教育的趋势。尽管如上所述北洋军阀政府和国民政府对中医采取了一系列不支持甚至是废止、取缔的政策,但仍然挡不住中医药发展的历史潮流。据不完全统计,自清末至中华人民共和国成立前夕,全国各地的中医药教育机构有110余所。

　　从这些学校分布的地区看,大多数在南方地区,据不完全统计,在浙江、上海、广东、四川、福建、湖南、湖北、江西、江苏等地开办的中医药学校、讲习所等有80余所,而在山西、山东、河南、陕西、天津、哈尔滨等北方地区开设的仅20余所。从学校开办时间看,开办在1930年前的有40余所,在北方地区的仅5所;在全部110余所中医药学校中,办学时间较长,且有一定影响的仅十余所,在这十余所学校中,创办时间在1930年前的仅有8所,其中7所在南方地区,仅山西医学传习所一所在北方。从以上办学时间及影响力方面可以看出,中医药教育在北方地区和南方地区的发展是不平衡的,形成了南方发展较早、较多,而北方发展较晚、较少的局面。在这种情况下,北平国医学院、华北国医学院的建立对于北方地区中医药教育的发展起着举足轻重的作用,事实也证明,这两所学校的建立,为北方地区的中医事业发展作出了巨大的贡献。

　　下面具体分析一下四大名医所处时期(以下简称四大名医时期)的全

国中医药教育状况及四大名医创办院校的情况，以阐明四大名医对中医药教育的贡献。

一、四大名医时期全国中医教育的概况

1. 近代中医教育的特点 按照《中医近代史》的划分方法，近代中医药教育时间应从 1860 年至 1949 年。近代中医教育的特点主要有以下几点：①近代中医教育是在古代中医教育基础上发展起来的，但它吸取融合了近代自然科学尤其是西医学的许多新内容。古代的中医教育，无论是朝廷官办太医院，或是民间的师带徒，都重视中医经典著作的学习，重视历代名医学术思想诊疗经验的继承。近代中医教育吸收融合了近代西医学的部分课程，如生理、解剖、病理、药理、内外妇科等。近代中医教育逐渐移植了近代教育的方式方法，如要求有教学大纲，教材统一，教学内容系统而有条理，教学方法循序渐进等。②近代中医教育与我国近代教育的发展同步相适应，它是构成我国近代教育及近代医学教育不可缺少的组成部分。二十世纪三十年代中后期，国民政府教育部已经意识到中医教育的客观存在，需要加以管理与引导，正式公布《中医专科学校暂行课目时数分配表》，准予国医设立学校。③近代中医教育，各个地区的发展有其不平衡性。北京是清代王朝京师重地，朝廷官办医学教育仍以北京为中心，但官办医学教育不代表近代中医教育的主流，尤其是清灭亡后，北京的中医学教育几乎成为空白。上海是我国近代中医教育的发祥地，丁甘仁创办的上海中医专门学校及附属广益中医南北两院，其影响深远，辐射全国，功不可没。沿海省区浙江、广东在这一时期也开办了中医专门学校，其他经济发达地区的中医教育机构也相应开办得较早。至二十世纪二三十年代，我国大部分省区都办起了中医学校，形成中医院校南北林立的局面。

四大名医时期应该是清末至民国时期，正是中医教育处于改革的时期，而北平国医学院和华北国医学院的建立，正是处于近代中医教育的鼎盛时期。

2. 近代各时期政府的中医政策及其影响 综观中医学 2 000 多年的发展历史，执政部门对中医学的态度及相关政策，对中医学的发展起着重要的作用。清末，随着科学技术的发展及西方医学的逐渐渗透，对传统的中医学产生了巨大的冲击，其积极的一面是产生了中西医汇通医家和中医革新者，其消极的一面是某些执政者对中医的科学性产生了怀疑，并进而扼杀、废止中医。四大名医时期，主要是北洋政府和国民政府时期，此时期政府的相关

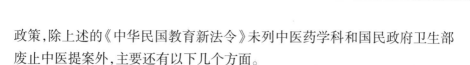

政策,除上述的《中华民国教育新法令》未列中医药学科和国民政府卫生部废止中医提案外,主要还有以下几个方面。

1932年10月,南京政府行政院下令"各省中医学校仍应改称学社",广州市卫生局也公布了取缔中医的"十三条"。国医馆对此持默认态度。

1935年11月国民党第五次全国代表大会中央委员冯玉祥、各省市代表周伯敏、海外代表黄经社等81人提议《政府对中西医应平等待遇,以宏学术而利民生案》再经通过,其办法有三:①前经立法院议决通过之《中医条例》,迅予公布实施。②政府于医药卫生等机关,添设中医。③应准国医设立学校。

1936年1月22日,国民政府公布《中医条例》。

1937年4月,国民党五届三中全会,焦易堂等53位委员提议《请责成教育部明令制定中医教学规程编入教育学制系统,以使兴办学校而符法令案》(提案第16号)。又有李宗黄等38位委员提议《请实行五全大会中西医平等待遇决议原案案》(提案第17号),办法第一条是:"政府对于中医应加入教育系统准予中医学校立案。"该提案得到会议通过,但教育部将立案之事拖延不办。

1938年,教育部颁布了《中医学校通则》。

从以上政府的政令,可以看出,在当时中医学处于被遗弃、被废止、被歧视的地位。这也激起了中医界抗争的活动。

1929年3月17日,全国医药团体代表大会在上海召开。出席大会的有江苏、浙江、安徽、江西、福建、广东、广西、湖南、湖北、四川、河南、河北、山东、山西等15个省132个团体。大会提出:否认废止中医提案,请求中医药学校加入学校系统,确定3月17日为国医节等。并组成请愿团向国民政府请愿。在强大社会舆论下,国民政府不得不做出让步,将废止中医案搁置下来,但其歧视、排挤中医的态度并没有改变。孔伯华当时为华北中医代表,被推选为临时主席,率领全团前往南京请愿。

为了改变中医的地位,中医界要求设立国医馆,经多方努力,终于在1931年3月17日宣告成立。在中央国医馆成立大会上,各地中医药代表等300多人到会,选举焦易堂为馆长,陈郁、施今墨为副馆长。各地也纷纷设立分馆。国医馆主要在以下几个方面做了工作:①国医馆的学术整理委员会制订了中医药学术标准大纲,施今墨为委员长,由陆渊雷执笔。②统一中医病名,由施今墨起草了《中央国医馆学术整理委员会统一病名建议书》《中央国医馆审定病名凡例》及《中央国医馆审定病名录》等文件。但统一病名由于没有合适的标准,仅是简单地效仿西医病名,遭到了多数中医的反对,最终失败。但施今墨却并未就此罢休,而是继续探索进行统一中医病名的工作,并做出了许多可喜的成绩(此方面的内容将在下面学术思想研究中探讨)。③编审中医教材和中医著作,并使之成为中医通用教材和标准著作。1933 年,中央国医馆第 1012 号馆令,要求各地寄送教材和讲义,得到了中医界的热烈响应,各地学校送来各种教材数百种。但此项工作进行缓慢,至1936 年仅成书 10 余种。

历史证明,国医馆最终并没有给濒临灭亡的中医药带来曙光,广大中医药界人士的不懈努力才是近代中医药发展的真正动力。

二、四大名医时期全国中医院校的概况

如前所述,四大名医办学时期的 20 世纪 30 年代是近代中医药教育的鼎盛时期。办学规模和影响较大、且办学时间早于北平国医学院和华北国医学院的中医药院校有:上海中医专门学校(1917—1947)、浙江中医专门学校(1917—1937)、浙江兰溪中医专门学校(1919—1937)、山西医学传习所(1919—1934)、苏州国医专门学校(1926—1937)、广东中医药专门学校(1924—1955)、广东光汉中医专门学校(1924—1947)、上海中国医学院(1927—1946)共 8 所学校。下面简单将他们在办学特点、课程设置上的异同做一比较分析。

上海中医专门学校(1917—1947),1917 由丁甘仁等创办,学制 5 年。设有国文、书法、医语、生理、四诊心法、本草、方论、医案、伤寒、金匮明理论、杂病心法、温热方论、妇科、幼科、外科等,五年级专重临诊。该校早期教学非常注重临证,前五期的毕业学生,都是跟随丁甘仁临诊的门人。1947 年4 月被勒令关闭。先后毕业学生 30 届,共 869 人。

浙江中医专门学校(1917—1937),1917 年由傅嫩园等创办,学制 5 年,后期改为 4 年。设有国文、伦理、医纲、国技、博物、内经、中药、方剂、诊断、解剖生理、伤寒、杂病、温病、运气、外科、妇科、儿科、喉科、眼科、针灸及推拿、名医学说等。附设有医诊局供学生实习之用。其在课程设置与教学内容上已重视结合现代科学,单独设立解剖、生理、外科等西医课程。1937 年停办,前后办学 21 年,共招生 20 班,学生 425 人。

浙江兰溪中医专门学校(1919—1937),创办于 1919 年,由张山雷任教务主席,学制 4 年。课程以生理、卫生、脉理、药理、病理、药剂、诊断等七门为经;以内、外、女、幼四科为纬,学校讲义教材全部由张山雷编写。该校教

学已经具有初步的中西医汇通思想,注重吸取西医学生理解剖学的知识。1937 年因战火停办,共毕业 8 期正科生 159 人,加上预科毕业生及正、预科的肄业生,共计学生 556 人。

山西医学传习所(1919—1934),创办于 1919 年 8 月,学制原为一年半,1922 年 2 月改为两年,至 1926 年 12 月,传习所共有毕业生 640 人。1921 年 8 月,改为“山西医学专门学校”,学制 4 年,办学宗旨为:“注重中医,兼授西医,以期发明中国医理,改进中国医术,俾能成一有系统之科学。”共招生 3 班,毕业 106 人。1928 年 8 月,该校又改名为“山西医学专科学校”,至 1930 年 8 月,招收 4 个专科班,2 个中医班,2 个西医班,4 个班共毕业学生 214 人。1932 年 1 月,该校又改名为“私立山西川至医学专科学校”,学制 4 年,中西医兼授。1934 年 6 月,该校变为主授西医课程。1940 年 3 月并入山西大学,称山大医学专修科。

苏州国医专门学校(1926—1937),1926 年王慎轩创办苏州女科医社,分设实习、函授两部教学;1933 年夏,遵照国民政府行政院令,改称“苏州国医学社”;1934 年又遵照教育部颁布私立学校规程,改组为“苏州国医学校”,学制 3 年。1937 年 7 月因抗日战争全面爆发,学校停办。

广东中医药专门学校(1924—1955),1924 年 9 月 15 日由卢乃潼等创办,学制 5 年,课程有党义、医学通论、医学史、全体生理(中说)、生理学(西学)、解剖学、卫生学、药物学、方剂学、伤寒学、温病学、杂病学、诊断学、病理学、儿科学、疹科学、妇科学、喉科学、眼科学、外科学、伤科学、花柳病学、针灸学、化学、西法诊断、西药概要、国文学、日语、救护学、体育等 30 门。1955 年停办,共有毕业生 21 届 571 人,曾学课于该校者 322 人,合计 893 人。1956 年在此基础上国家正式创办广州中医学院。

广东光汉中医专门学校(1924—1947),创办于 1924 年,学制最初 4 年,后改为 5 年,课程 27 门,内容与广东中医药专门学校相似。毕业生 15 届,学生 464 人。该校在 1947 年被广东省教育厅取缔停办。

上海中国医学院(1927—1946),1927 年 12 月由王一仁、秦伯未等创办,学制 4 年,设有医经、医学史、医学常识、医论、伤寒、杂病、温病、药物、方剂、诊断、卫生、生理、解剖、国文、党义、内科、外科、眼科、儿科、妇科、喉科,尚有选修科多种,如针灸科、花柳科等。第 3 年起半日读书,半日赴上海国医公会会员医所临证录方。第 4 年起则于教师指导下在上海国医医院及闸北施诊所临证实习处方诊病。1939 年 9 月停办,共有毕业学生 12 届,人数将近 400 人。抗日战争胜利后,上海中国医学院准备复课开学,但受上海教育当局取缔中医专门学校事件影响,1946年8月被勒令关闭。

从以上学校的办学情况看,在四大名医办学之前的学校,已经初具规模,而且比较规范,已经具备高等教育的特点:学制一般4~5年;课程较完善,在重视中医药课程的同时,已经开始探索在中医药学校中讲授西医课程;重视理论与临床实践的结合等。

三、四大名医创办的中医药院校

如前所述,四大名医所处的年代,正是国民政府对中医药持否定和废止态度的时代。北京作为清朝朝廷的所在地,曾是朝廷官办中医药教育的中心。但随着清朝的灭亡,官办教育消失,民办教育兴起,中医药教育的中心从北京转移到以上海为中心的南方地区。据记载,在四大名医办学之前的北京地区,仅有以下两所中医药学校:中等医学堂(1908—1910)共开办4期,北平中国医药专科学校(1928—?),且这两所学校未形成太大影响。鉴于中医药当时所处的地位和北方地区中医药学校匮乏的状况,北京四大名医认识到:兴学培养人才是振兴中医的根本措施,正如施今墨所说:"中医之生命,不在外人,不在官府,而在学术也,学术成否,当然在乎学校……"(施今墨1936年为《华北国医学院第二届毕业纪念刊》撰写序言中言),决心艰苦奋斗兴医办学。1930年,北京中医界名宿共倡创办"北平医药学校",设址宣武门外永光寺中街。翌年,搬至丰盛胡同,改名"北平国医学院"(自第十一班改名"北京国医学院"),萧龙友任院长,孔伯华、施今墨任副院长。数月后,由于孔伯华、施今墨二人的办院方针不一,施今墨辞去副院长职务。1932年春,施今墨、魏建宏、刘肇甄、陈公素诸先生创立华北国医学院,原北平国医学院继续办学,从此北京有两所高等中医学府,并驾齐驱造就中医人才。高益民等曾历经数年,采访相关人士,收集相关资料,对北平国医学院、华北国医学院的办学情况进行了详尽的调查,并发表了数篇学术论文。下面,综合有关北平国医学院、华北国医学院的材料,对这两所学院的情况进行论述。

1. 北平国医学院

(1)学院概况:1930年6月,以萧龙友、孔伯华、施今墨为首的北京地区享有崇高声望的老中医,联合京都中医界名流共同倡议设立"北平医药学校",创办的学校设址在宣武门外永光寺中街西单辘轳把胡同,后迁至西单北红庙胡同,最后搬至丰盛胡同阜成门内巡捕厅14号;1931年4月,北平国医学校改名为北平国医学院。学校在中央国医馆备案,萧龙友任董事长,董事有杨浩如、张菊人、金书田、左季云、汪逢春、韩一斋，刘松云等。公推孔伯华为院长。后来萧龙友任院长，孔伯华、施今墨任副院长。1937 年孔伯华在为《北平国医学院同学录》题词时说："承四大名医对中医教育的贡献同人推选为本院院长……幸同人热心赞助，各生亦自知竞进，七年以来，幸能存在，吾衷窃慰，国医从此或可少存一线生机也。"学院的开办打破了民国时期北京没有高等中医学府的局面，在全国产生了较大的影响。1940 年，日伪政府不断扰乱北平国医学院教学秩序，欲接管学院。1944 年 7 月，北平国医学院因不愿被日伪政府接管而停办，学院历时 15 年，共计招生 13 班（届），毕业 11 班，第十二班、十三班未至毕业，萧龙友、孔伯华很痛心地发给了学业肄业证书，叮嘱如肯自学，愿协助之，以完成学业。北平国医学院的学员除来自北京地区外，还有来自天津、上海、河北、察哈尔、山东等地的，学院先后共毕业学员七百余人，分布在全国各地，多成为中医药高级人才。

如前所述，尽管当时的中医药学校未被政府部门承认，但北平国医学院从办学、入学、讲课、考试等教学程序，都是按正规大学要求进行的。首先，学院要求报考生必须具有高中毕业或同等学力，经考试合格后方可入学；学制 4 年，毕业后再跟师实习一年；每天上午四节课、下午三节课，一节自习，每星期六下午由中医讲临床经验；每学期有期中、期末两次考试，毕业时每科通考，及格后发给毕业证书。课程设置比较完善而且突出中医特色，注重传统教学思想，并设有少量的西医课，如解剖学、细菌学等（高益民认为，北平国医学院较华北国医学院更重视中医药传统知识的教学，虽也讲授一些西医内容，但学时较少）。学院还聘请了一大批当时知名中医任教，如赵树屏讲授《中国医学史》，孔仲华讲授古文，周福堂、韩纪元、李卓如、任广毅讲授《伤寒论》《难经》，宗馨吾讲授《金匮要略》等。

据孔伯华的徒弟马龙伯所说，孔伯华创办北平国医学院是在经过 1929 年与废止中医的反动当局进行激烈斗争后，"深深感到，当务之急，必须培养中医人才，壮大中医队伍，提高中医疗效，确保人民健康。真能把病治好，才能获得广大人民的由衷信任，在紧要关头广大人民才能给予大力支持，中医才能永远立于不败之地"。在这种中医药处于生死关头，且北方地区中医药学校严重匮乏的情况下，孔伯华联合当时北京地区中医名流创办了北平国医学院。"遴聘当时第一流国手，分别担任各门课程的教师。如瞿文楼担任儿科教师，姚季英担任诊断和妇科教师，周吉人担任内经和难经教师（后由安翰卿担任难经教师），李卓如担任伤寒教师，宗馨吾担任金匮教师，孟庆三担任药物教师，张菊人担任内科和温病教师（后由王子衡担任温病教师），焦会无担任针灸教师,孔仲华担任医古文和语文教师等。"师资力量非常雄厚,唯常因经费拮据,大部分由先生从门诊收入中挪补开支。先生常亲自与萧老带领学生轮流实习。七七事变后五年,伪政权企图接管北平国医学院。他们假冒伪善,软硬兼施,威胁利诱有二年之久。最后,萧、孔二老毅然割爱,宁为玉碎,不为瓦全,遂于1944年遽予停办,表现出高尚的民族气节。

(2)学院的特色和经验:注重中医传统教育。从课程设置、教学内容上,可以反映出萧龙友、孔伯华的教育思想是注重中医传统教育,其所使用的教材多是根据中医经典著作由任课老师编写而成的。除重视中医基础理论教学外,更重视临床教学,萧龙友、孔伯华均亲自带学生实习,正如萧龙友所说:"非学校医院并设,使学习与临床互有经验,不易取得良好效用。"由于当时曾招收少量外地学员,可以住校,实习时孔伯华待学员如亲人,对侍诊者到时留饭,体现了"师徒如父子"的亲密关系,并具有浓郁的传统师承教学的色彩。

多层次办学,因人施教。学院建立了完备的教学制度,并为适应社会需要而采取多层次方式因人施教。招收学生分为研究班、医科班、预科班三种班次。研究班为速成班,招收曾学过中医的学员,学制二年;医科班(如前所述),学制四年;预科班即专修班,学制四年,但其文化水平偏低,未达到医科班的要求。上课时同级混班上课,但对各种班次要求不同,在考试命题上也难易有别。

重视医德,善于启发教育。萧龙友、孔伯华主张"以才育人,以德树人",每当新生入学,均谆谆教导:"医为人治病是天职,应以治病救人为本,遵守礼法。"孔伯华还就医德有过专门论述,其大意为:"精于医,仁而品,修于道,不问贫富,济世为怀,治病救人,医之天职。"萧龙友、孔伯华还非常重视启发式教育,孔伯华常言:"医司人命,生死攸关,必须若同而异者明之,似是而非者辨之,愈辨愈明,才能使病无遁形,药无虚发。"孔伯华对学员要求也很严格,他说:"学医必须精,不精就不可能弄懂其中的深刻道理……不仅要精,同时要博,学问渊博更有助于弄通医学的奥妙。"

综上所述,北平国医学院共开办了15年,培养出了一大批优秀中医药人才,积累了丰富的中医药教学、管理经验,为中医药的发展作出了应有的贡献。许多学院早期的学生成了后来华北国医学院及新中国成立后中医药学校、医院及研究单位的骨干,如郭世魁、姚五达、张作舟等。北平国医学院的开办在北京是一种创举,虽然以前北京地区有私立中医药学校,但其规模、性质都难与北平国医学院相提并论。学院从学制、教师、课程、管理等方面均称得上是一所民办的正规化中医高等教育机构,在中医高等教育史上占有重要的地位。萧龙友、孔伯华等在中医濒于灭亡之时,顶着"消灭、废止中医"的重压开办了中医高等院校,并在艰难环境中使之持续发展,表现了"贫贱不能移"的气节,学院全体教职员工们不遗余力的治学态度也永远值得后人学习。

2. 华北国医学院

(1)学院概况:1932年春,施今墨、魏建宏、刘肇甄、陈公素等创立了华北国医学院。华北国医学院采取董事会制度,陈宜诚任董事长,施今墨任院长,在中央国医馆立案,勘定北京宣外盆儿胡同岳云别墅为院址,招收第一班学员40名。一年后,因校舍不敷应用,迁至宣武门内大麻线胡同8号,同年秋成立附属诊所,为学生实习基地。每年招收新生一期。1937年秋,施今墨因故辞去院长职务,黄傅霖(济国)接任院长。由于招生人数逐年增加,遂于1940年迁至宣武门外西砖胡同36号。20世纪40年代后期施今墨复任院长,直至1950年。1946年至1949年华北国医学院受国内战争影响,招生数量急剧减少,教务几乎停滞。1949年2月,华北国医学院重组教务会,教务得到了恢复发展。1950年2月,学院被卫生部接管。合计入学人数约636人,毕业人数约347人。加上新中国成立后的一年(1950年),总计历时18年,共招生20班,为北京地区培养了一大批中医高级人才。

与上海、浙江等地的中医药学校比较,华北国医学院建校虽然较晚,但是其办学的规模和制度则相对较全。学校在中央国医馆备案;建立了学校的规章制度,如董事会简章、学则、学年、办事细则、教务会议规程、聘请教员规约、职员办事通则等,组织机构齐备。并要求学生入学必须高中毕业或具有同等学力,学制4年。课程设置有:中国医学史、医学大意、内经、难经、伤寒、金匮、温病、诸病源候论、本草、处方、脉学、辨证论治、医案学、内科、妇科、儿科、外科、针灸、骨按、眼耳鼻喉、皮肤花柳、国文、德文、日文等。西医课程有生理卫生、解剖、病理、细菌、药理、诊断、传染病、法医等。建立了一支比较强大的中西医教师队伍,中医师资有儿科瞿文楼,内科曹养舟、赵锡武、朱壶山、杨叔澄、王仲吉、邱宗山、陈宜诚,外科赵炳南、段馥亭、赵绂文,针灸科吴彩臣、夏禹臣、朱泽华,推拿按摩曹锡珍等。西医师资有陈公素(传染病学)、韩宏厚(生理解剖)、安伯伦(细菌诊断学)、李仲养(内科)、王如皞(妇产科)、张瑞棋(五官科)、施伯如(法医)、徐政(救护)等,大多为北大医学院讲师。中西教师一同任教,达到研究整理中国医学、应用科学方法更新国医教育,以适应社会医疗需要的目的。为了使学生们能够学好中医经典著作,学院十分重视国文课,特聘学识渊博,对古典文学和中医古籍均有高深造诣的四川著名学者刘廷衡、清末举人周介人、计暗修等先生任教。学院还非常重视外语的教学,如担任德文课的陆冈纪,日文课的黄济国、樊哲民等水平均较高。总之,华北国医学院从学制学程、课程设置、教师队伍、师资队伍建设等各个方面,自创建时起逐年发展,十几年中已经成为一所民办的、正规化的中医高等学府。

（2）学院的特色与经验:以中为主,中西兼授。华北国医学院的办院方针是:"以科学方法整理中医,培植专门人才,决不拘泥成法,故步自封,唯一宗旨,希望阐明先哲之遗言,借助新医之实验,为人群造福。"在组织大纲中更概括地说,"研究整理中国医学,应用科学方法,作新国医教育,培养医学人才,应社会之需要为目的"。施今墨在学识上反对门户之见、故步自封,认为中医教育应该是继承与发扬并重,首先是继承,即遵循中医自身的理论体系,整理中医药宝贵的学术思想和诊疗经验;然后借助近代西医学及自然科学的成果,发展中医药事业。因而其在教学中,坚持中西医教学相结合的方向;在课程设置上以中医为主,"中西兼授,融会贯通"。高益民经过对当时的教材进行整理、测算,得出其课程设置的中西医比例大致为7∶3,既保证了中医药学的主体内容,又传授了必要的西医药学知识。同时编写了一套完整的中、西医教材,可谓中医高等教育史上的创举,为新中国成立后中医药教育事业的发展奠定了基础。

重视医德教育。华北国医学院非常重视学员的医德教育,在《华北国医学院第二届毕业纪念刊》中载有"医戒十二条",这是学院对学生进行医德教育的一项重要措施。具体如下。

第一条:"医之为业,为人而非为己也,故不可耽安逸,不可邀名利,但以救人为本务,除保存人之性命,治疗人之疾病,解除人之痛苦外,更无所事事。"

第二条:"医者以治病为务,故当但见病人,不当以其富贵贫贱而有所歧异,贫贱人双行之泪,不让富贵人一握之金也,愿深思之。"

第三条:"医者当以病人为正鹄,勿以病人为弓矢,不可坚执一己成见,漫尔尝试。"

第四条:"学术固须精进,言行亦当注重,不可为诡奇之言论,不可效时俗之行为,一味虚伪,为医界羞。"

第五条:"每日夜间,当更将昼间之医案,再加考核,详细札记,积久成书,为己为人,两有裨益。"

第六条："诊病不厌精详,彼临证粗疏而又妄自尊大者最为可恶。"

第七条："病即不治,须设法解其痛苦,切不可直言告之,使其绝望,亦不可忍心不救,有乖人道。"

第八条："病人果系素寒,务当利济为怀,切不可强索巨金,转致其人于死。"

第九条："医者当以笃实为主,以沉默为贵,酒色财气是其大戒。"

第十条："对于同道,老者须敬之,少者须爱之,勿论前医之得失,勿道他人之短长,亦不得倾轧嫉妒。"

第十一条："会商病情,斟酌方药,当以病人之安全为务,不可人执一见,互相纷争,转害病者。"

第十二条："病人信托之医而窃商诸他医,未知,慎勿与闻,然设明知其误治闻,亦不得漠视不言。"

"医戒十二条"继承了中医"大医精诚"的精神,宣扬了为医之道,应以救人为本务,应千方百计解除病人之疾苦,不论贫富贵贱一视同仁,对于医术精益求精,对于同道诚挚敬重,临证诊病要精详,疑难大证要会商等;同时批判了图名利、安逸,醉心酒色财气,虚伪诡诈,妄自尊大,以及慕富贵、歧贫贱,强索巨金,拿病人做实验,对于同道相互纷争,背后议论,甚而倾轧嫉妒的不正之风。

华北国医学院除制定了"医戒十二条"以培养学员的职业道德外,还制定了"学生奖惩条例",以赏罚分明、激励上进。

基础临床教学分段交叉:施今墨非常重视中西医基础理论课的教学,强调只有"树其根基"才能学好临床课,而且注重理论联系实践。对于一些西医基础课,如解剖等,不但课堂讲授,而且还到北大医学院参加解剖等。到第四学年开始边讲课边实习,施今墨常亲自带学员到学院的门诊实习,并对重点患者进行系统讲解。而且学院的基础课与临床课的教学安排是分段交叉的。由于比较重视理论与实践的密切联系,所以得到了很好的教学效果。

综上所述,施今墨是在传统中医教育的基础上,吸取了近代高等教育的模式和思想,创立了中医药教育的新模式。正如1936年6月施今墨在华北国医学院第二届毕业同学纪念册中写道:"今墨于数年以前,早已逆知此变,今又隶于卫生行政,更可见吾人环境,非振兴医术,决不足以自存,故敢断言中医之生命,不在外人,不在官府,而在学术也;学术之成否,当然在乎学校……本院之宗旨,举凡病理方解,及审证用药,一切皆以科学之方式而研究之。"

此外施今墨还开办了华北国医学院分院、中医讲习所、学社、函授班、学习班等。

高益民对华北国医学院的综合评价是："规模虽小,制度尚全;起步虽晚,生命力却很旺盛。"

3. 北京医学讲习会　汪逢春毕生热心于中医教育事业,尤注重培养人才,提倡在职教育。汪逢春除与萧龙友、孔伯华共同创办北平国医学院外,于1939年10月开办了北京医学讲习会,地点设在天安门外朝房。北京医学讲习会,是日伪统治时期北京地区卫生局支持开办的一所业余医学夜校。讲习会教学虽不甚正规,学制也比较短,仅为一年,又为讲座形式的教学,但由于得到了官方的支持,讲习会开办发展比较顺利。讲习会招收了大量学生,普及面较广,在北京地区产生了一定的影响。讲习会的名誉会长是侯毓汶,会长汪逢春,副会长仉即吾,教务主任赵树屏。北京市卫生局规定:执业中医师必须轮流到讲习会听课;据关幼波(高益民整理)讲:"参加政府卫生局的考试(应试者500余人,合格者仅有40多人),虽然获得了中医师合格证书,但仍不能正式开业,必须到以汪逢春会长为首举办的中医师学会讲习所学习一年,考试合格后才能正式挂牌。"讲习会中西医学均教,既聘请了仉即吾、赵树屏、张菊人等一大批当时知名中医任教,也聘请了一些西医讲师教授西医课程,如新医解剖学(石焕如讲授)、新医病理学(赵任斋讲授)、新医传染学(龙秀章讲授)、诊断学(安干青讲授)。正如汪逢春本人所说"代聘通晓西医之讲师,授以解剖传染病等学科外,并聘精于中医之讲师,兼授病理诊断等之高深学术,以期旧学新知兼资并顾而得完善之造诣"(见1941年北京医学讲习会第二届毕业同学录序)。在其第二届同学录(1940年毕业)上记载的授课教授有:赵万毅(陆军军医学校医科毕业,美国俄亥俄州大学毕业)、龙秀章、韩天佑、安干青、瞿书源、王石清、张菊人等;学员有:李云章(52岁)、杨绍曾、马剑秋(49岁)、施汉臣(47岁)、张佩文、寇孟杰(47岁)、王显民(45岁)、高宝纯、樊少岩(34岁)、赵锡武、颉国亮(40岁)、张万生(40岁)、赵用宾、张遂初、卢养全(28岁)、孟嘉树、李源如、范云坡、聂洁尘(37岁)、金学敏(36岁)、蔡少竹、李锡五、张希曾、陈敬宽、魏公宜、鲁大钧(30岁)、魏龙骧、吕伯华(35岁)、白啸山(34岁)、王子衡(34岁)、杨同铎、杨显庭、周鸿恩(27岁)、伍叔廷(29岁)、房芝萱、王为兰、贾林、薛继宗、董玉昆、房世鸿、孙益民(25岁)、常松坡(25岁)、郭士魁等。在其第一期学员中有吴兆祥、赵绍琴、谢子衡、李鼎铭、刘填、刘鸿佑、张百塘、于傅岩、秦厚生、岳中谦、冯仰曾、吴拱贤、孙云生等人。其学员中不乏近代名医,如郭士魁、魏龙骧、赵绍琴、王为兰、房芝萱、赵锡武、秦厚生等,由此可以说北京医学讲习会对中医药学的发展起了一定积极作用。据吴中云讲,其父亲吴兆祥"自华北国医学院毕业后不久,就参加了汪先生的医学讲习会,成为讲习会的第一班学员。同为第一班学员的李鼎铭、岳中谦等也是在华北国医学院毕业后,参加的医学讲习会"。

汪逢春创办北京医学讲习会的目的,正如他在给1940年北京市医学讲习会第二届毕业同学录作序中所说:"尝谓医者仁术,操其业者,固以拯救为心,尤以精研术为急,否则南辕北驾,适见其败也。中国医学溯源邃古神农尝百草,黄帝著内经,已开研究之端,厥后历年四千,贤哲辈出,代有继述。按经治病,分别阴阳虚实、寒热温凉、七方十剂,规模具备,其病理研究之深、方剂配合之密,博大精深蔚为巨观,不唯中国国粹之结晶,抑亦世界文化光荣之一页。惟远古以来学者墨守成规,未能光大,致病理之研讨、治疗之方术,虽日有进益,而于实验形器,对未加意,较之近代科学,乏精确之器械,无解剖之实施,岂谈见嗤。毋庸讳言,自海禁大开,西医东渐,挟其精良之器械,光怪之外观,因以相形,社会易日,遂使国医几致淘汰吁!可伤已!本会成立,逢春忝长,会务与同人等整理会务之余,深感维护同道职业,达成仁术目的,当以增进同道职业技能,改善医疗学术为第一要义,乃于二十八年十月创设北京市医学讲习会,召集在会同道,开始讲习。除由卫生局协助之下,时光荏苒,计第四班于二九年底,已届毕业之期。回顾讲习期内,听讲诸君子或则高年、或则壮岁,感能不辞寒暑,遵时来会,虚心请益,次之再检试验各卷亦复成绩斐然,弥堪欣慰。兹者诸君子为留永久纪念,拟有同学录之刊印,欲乞一言爰述创立之缘起,如此而畀之,并以为勖焉。尚望毕业后对于所习仍能潜修不倦,俾我业得以发扬宏大,长留光芒于世界之间,进人类于福祉之域,庶几不负同人等区区艰难经创之苦心也欤。"

从上述讲习会的创办目的、学制、课程等看,讲习会与当时国内的其他中医药高等教育学校(如华北国医学院等)比较,应该属于成人继续教育性质,而其学员年龄较大,也说明了这一点。

此外,汪逢春除了开办中医讲习会外,还创办医学杂志、中医药学会等,为中医药学的发扬光大作出了巨大的贡献。如1938年7月9日,北京国医职业分会"经新民会之几次提倡,乃改组为北京市新民会首都指导部国医职业分会"。会长汪逢春,副会长总务组组长仇即吾,常务员学术组长编纂股股长萧龙友,常务员医务股股长孔伯华等。为了扩大影响,壮大队伍,新民会启事号召中医界人士加入北京国医职业分会:"惟以国医事业至重至大,非全体结合,无以策群力之效,亟盼尚未入会同道,即日来会登记加入,共谋发展,是所至祷。"1939 年 1 月,《北京医药月刊》创刊,杂志主编为汪逢春。创刊时得到社会各界和中医界的呼应和支持。杂志的主要特点是:内容丰富,信息量大;突出北京中医特色;研究与普及相结合。汪逢春亲自主持笔政,并为该刊撰文,以资号召倡导。11 月,《北京医药月刊》停刊。主要成就:刊载了有较高学术水平的文章;开辟了弘扬中医理论的主要园地;传播了大量医药信息和医药法令。

综上所述,北京四大名医均以不同形式进行中医药教育事业,为民国时期尤其是北京地区的中医药教育事业作出了巨大的贡献。他们创办的中医药学院,在办学方针上既遵循古训而又不拘泥,在继承中医传统教学模式的基础上,大胆探索,形成了新的符合社会需求的中医药教育模式。中医传统的教育主要是师徒父子相传、私淑名家及太医院的集体传授。北平国医学院、华北国医学院,采用集体教学方式,并汲取西医院校办学经验,首创了新型的中医高等教育学府,这在北京地区是空前的,对于全国来说影响也很大。由于中医是一门实践性很强的学科,跟师临证学习是很重要的,这也是师承家传式中医教育的优势之处;北平国医学院、华北国医学院继承了这一优势,强调在学员学习的后期要随师临证实习。所以说北平国医学院、华北国医学院的办学模式是在继承中有发展,创新而不离宗,创立了以师授相传为基础的,社会性、开放性的中医高等教育新模式。四大名医办学取得的经验,不仅填补了北京地区近代中医药教育的空白,而且为新中国成立后中医药事业的蓬勃发展培养了大批人才,创造了很好的条件并打下了深厚的基础。

(李 岩)

第十章　北京四大名医与中西医结合

在中医与西医的关系方面,四位老先生均具有十分开明的态度和宽阔的胸怀,主张中西医团结合作,促进中西医学交流,共同为人民健康服务。这里,我们就四大名医对中西医结合的认识与实践,做简要的介绍。

一、积极探索中西医理论的结合

1840 年鸦片战争以后,近代西方医学进入中国。与明末清初西方医学传入中国及当时的中西医学的交流不同,已经走上实验医学的西方近代医学,作为一门科学技术,对中国医药学的发展产生重要了影响。医学界对中医药学的发展前途、中医药学与近代医学的关系有不同的主张与见解。北京四大名医均主张要进一步发展中医药事业,同时要与近代医学的学者团结合作,为人民解除病痛。其中萧龙友、施今墨先生提出了中西医学理论结合的问题,并作了积极的探索。

萧龙友先生论及中西医之间的关系时,认为中医、西医均是生命科学,在所作《七律》中有"医判中西徒有名,天公都是为民生"的诗句。他强调"医药为救人而设,本无中西之分,研此道者,不可为古人囿,不可为今人欺,或道或术,当求其本以定……"

施今墨先生是近代中国推进中西医结合最积极的中医学者之一,并强调中西医学理论的结合,提出"中医积累千年之经验,必须与西洋医学相结合,始能究其真理"。他在新中国成立后全国政协会议上一篇题为《重视祖国医学的理论研究工作》的文章中,提出要"填平中西医之间的理论不同的鸿沟",使中西医两种不同理论统一起来;而且明确地提出"这种创造性的新中国医学,应当是以辩证唯物主义为基础的中国独特医学"。施今墨是最早提倡辨病与辨证相结合的中医学者,他把西医的一种疾病分成几个证型,并且在不同的证型之间寻找普遍规律。1954 年曾撰文《编辑中医统一标准用书》,提倡简化中医病名,引用西医病名。

二、临证捐弃门户之见，主张中西医取长补短

清末到民国之初，北京的中医多以私人诊所形式开业应诊，以后逐渐有外国人进入北京，开设西医院。四位老中医悬壶应诊期间，不但在中医界内团结同道，积极维护中医事业的发展；同时也在临床诊病时摒弃门派之见，与西医积极合作，取长补短。

孔伯华老先生早年曾应聘于外城官医院，曾多次与西医学者共同组成防疫队，深入晋绥鼠疫流行地区，开展防疫工作。萧龙友先生民国时期与德国医师狄博尔有良好的合作，经常应其邀请到当时的德国医院（即现在北京医院之前身）为一些疑难重证会诊，如脑炎、黑热病、糖尿病等，是最早被邀请前往西医医院会诊的中医专家。汪逢春先生在北京西河沿行医时，每逢初一、十五停诊，讨论病例，其间经常邀请著名西医专家如著名妇科专家林巧稚等一同研究各种疑难病案。

施今墨先生1920年曾在北京和平门内西养马营创设中西医院，使用西医诊疗仪器，进行中医辨证。1924年在自己的诊所开始使用听诊器、体温表、血压计，并设立化验室。1945年施今墨和西医孟昭威教授发起，创办了"中国医药学会"。他向孟昭威先生请教，借鉴西药剂型，改进中药剂型。在以后多年的医学实践中，施今墨先生创制了多种以现代医学病名命名的中成药，如"气管炎丸"等。施今墨先生主张借鉴现代科学技术，使中医药现代化。他在20世纪20年代就提出了"中医现代化、中药工业化"的口号。在今天看来，施今墨先生在当时的年代提出这样的口号，是相当具有远见卓识的。

三、积极促进中医教育，主张中西兼授

四位名老中医均积极推进中医教育。民国时期，汪逢春曾在北京天安门内侧创办国药会馆讲习班，孔伯华与萧龙友共同创办了北平国医学院，施今墨则创办了华北国医学院。他们在教学中以开明的态度，引入现代医学知识，以中医为主，中西兼授。华北国医学院课程兼设了中西两套课程，中医开设有医史、内经、伤寒、金匮、温病、诸病源候论，以及内科、妇科、儿科、外科、针灸、本草、处方、脉学等课程，西医开设有西医学、解剖学、病理学、法医学、眼科学及耳鼻喉科学，同时设有德文、日文课程，并参加北大医学院的病理生理幻灯教习及尸体解剖等课程；学制4年。体现了中医为主，中西兼授、融会贯通的教学方针，施今墨之子施小墨先生撰文记载："根据当时的

材料进行测算,中西医的课程比例大致为7:3,同时编写了一套完整教材"。这也是首创的新型中医高等学府的实践探索。

新中国建立以后,几位名老中医更加积极地投身中医事业,更加热心中医教育,也更加支持中西医结合。新中国成立之初,周恩来总理曾多次征询施今墨、萧龙友及孔伯华等人创办中医医院、中医学院、中医研究院的建议和方案。1952年,孔伯华老先生曾写信给毛泽东主席以促进中医教育。1954年萧龙友先生在全国人民代表大会上,积极提案设立中医学院。1956年国家采纳他的提案,在北京、上海、广州及成都创办了四所高等中医学院,学院均采取了以培养中医人才为目标的办院方针,设立了中医为主,中西兼授的课程。在党中医政策的保护和鼓励下,中医的教育事业得到了不断的发展,目前已经形成了现代化的中医教育体系。

四、促进中西医学交流,发展新中国中医药事业

新中国成立以后,四大名医中的萧龙友、孔伯华、施今墨先生尚健在。他们有感于旧中国对中医的歧视与压制,新中国政府对中医事业的重视与支持,不顾年事已高,倾注极大的热情,积极参加各种社会活动,为党和政府的中医药政策献计献策,促进中西医学交流,发展中医药事业。

萧龙友先生在新中国成立后先后担任第一届、第二届全国人民代表大会代表、中国科学院生物学学部委员、卫生部中医研究院学术委员、中医研究院名誉院长、中华医学会副会长等职务。

孔伯华先生先后担任第一届、第二届中国人民政治协商会议代表,中国医学科学院学术委员会委员,中华医学会中西医学术交流委员会副主任等职。

施今墨先生在新中国成立后历任第二至四届全国政协委员、中医研究院学术委员会副主任委员、中华医学会副会长、中华医学会中西医学术交流委员会副主任委员等职。1969年施今墨先生重病中预立遗嘱,将遗体捐献给医学事业,供医学院校解剖、研究之用。他是中国医学史上第一位自愿将遗体献给医学事业的中医学家。

三位中医名家以宽阔的胸怀和高超的学识,积极促进中西医学的交流。他们身体力行,与西医进行广泛合作,同西医的一些知名学者建立了良好的合作关系,并先后在北京协和医院、北京医院、北京大学人民医院等大型西医医院应诊。为中西医学交流和中西医结合工作作出了贡献。

(佘靖　刘红旭)

第十一章　北京四大名医医德风范

北京四大名医萧龙友、孔伯华、汪逢春、施今墨是新中国成立前后著名的中医学家,他们不但学术造诣精深,临床经验丰富,他们高尚的医德实践也世世代代被人民群众所传颂,成为优秀医德传统的楷模。

萧龙友,名方骏,字龙友,别号"息翁",新中国成立后,改为"不息翁"。四川三台人,为前清拔贡,是新中国成立前后京城的名医。他与施今墨、孔伯华、汪逢春三人被合称为"京城四大名医",声名斐然。他们的医术医理,都有极高的造诣,医德医风令人钦佩,在医学界地位颇高。而萧龙友在四大名医中,亦居首位。

1892年,川中霍乱流行,成都日死八千人,街头一片凄凉。很多医生怕被传染,不敢医治,但萧龙友不惧灾祸,陪同陈君蕴生沿街巡视,施医舍药为百姓治病,使很多人转危为安,从此便声名鹊起。

萧龙友先生是一位大医,他时时心念中医,十分忧心中医的存亡。当时的政府想方设法消灭中医,中医的处境十分危险。在中医最为危难的时期,他与孔伯华先生共同创办了北京国医学院,亲临讲坛,不计报酬,一心培育中医的接班人才。并在经费困难时慷慨解囊,甚至同孔伯华一起出门诊,集资办校。就这样艰苦地经营着中医教育事业,历时十余年,在极其艰难的环境下,他们培养出了数百名学员,都成为下一代中医的中坚人才。两位医学大家的义举,对中医事业的延续和发展起到了极为重要的作用。

萧龙友先生一生为中医事业作出了巨大贡献,在中医遭受危厄之际,他挺身而出,逆流而上,兴办学校,教徒授课,还坚持门诊,并用精湛绝伦的医术做了最好的抗争。他处方精简,用药轻平,疗效卓著,活人无数,已经达到了医之大成者出神入化的境界。其胸怀宽大,谦逊恭谨,更加使其成为医界的楷模。

孔伯华,名繁棣,别名不龟手庐主人,山东曲阜人。他少年时随祖父学医,25岁时就应邀在北京外城官医院出诊。1929年汪精卫任国民党政府行政院长时,明令废止中医。这一反动政策,立即激起中医界的极大公愤。各地推出代表齐集上海进行抗议,成立了"全国医药团体联合会",进行斗争。

孔伯华先生被推为临时主席,他便联络同道在京师创办了医药学会,奔走呼吁,其间做了大量的工作,终于使政府取消了前议。同年,他与萧龙友先生共创北京国医学院,并肩作战,辛苦操劳,在沉重的当局压力下培养出了大批的下一代中医人才,这些学生也都是成绩卓著的栋梁之材,在其后中医元气大伤的情况之下,承担起了继承和发展中医的重任。

1918年孔伯华先生曾赴农村开展防疫工作,成绩卓著,开我国防疫工作之先河,编有《传染病八种证治晰疑》十卷。

"五卅"运动之后,孔伯华先生热心爱国,为抵制日货,创制了一种"宝丹"药,功能芳香化浊,去秽避疫,止吐止痛,效力高于日本宝丹及一般避瘟散等。当时在前门外大栅栏达仁堂寄售,颇受欢迎。为了预防感冒,还创制了一种"清灵甘露茶",常年施送。此外,还有几种治妇科病的丸药和几种治外科病的药膏,也是常年施送。

孔伯华先生平易近人,有求必应,对踵门求诊者从来不加限制。晚年由于动作有所不便,精力有所不逮,始规定每天上、下午各诊40人,对急重病人准许额外加号。应邀出诊,事必躬亲,每遇疑难病者,归必提示生徒,进行讨论,允许提出不同看法和意见,畅所欲言,尽情辩论,最后作出总结,指归而教之。先生每手捻白须,含笑言道:"医司人命,生死攸关,必须若同而异者明之,似是而非者辨之,愈辨愈明,才能使病无遁形,药不虚发。"先生题其诊室曰"不龟手庐"。此祖父自谦,比喻自己只不过"不龟手"之特效小技而已。体现了先生虚怀若谷的大家风范。对邻里孤贫患者,倍切关心,不但免收诊费,亦常慷慨解囊,助其药费疗养之资。这种崇高的医德,远近称颂,遐迩闻名。先生古稀之年,身体已衰,但仍每日坚持为前来就诊患者诊治。1955年3月10日,他在出诊过程中身体突然感到不适,但仍勉强为6位病家诊治。其后便回家调养,不料从此一病不起,享年71岁。先生去世后,周恩来总理亲自担任治丧委员会主任委员,亲往寓所吊唁。

汪逢春,江苏苏州人,他毕生热心于公益事业,尤其注重培养中医人才,提倡在职教育。1938年,国医职业会成立,汪逢春任公会会长,同时,他筹备创建《北京医药月刊》。1939年,创刊时他亲自撰文,以资号召倡导。1942年曾创办国药会馆讲习班,为中医中药界培育人才,虽是短期培训性质,但汇集同道多数是有真才实学的前辈,如霍文楼、杨叔澄都是主讲教师,近代名医郭士魁就是当时的学员。他热心教育事业,提携后进,多有贡献。

汪先生一生操劳于诊务与教学上,无暇著述。他教学甚严,不但极重医德,而且每必严教其弟子尊敬同道。并于每月初一、十五都停诊以讨论病例，还邀请西医专家前来讨论学习，让学生们恭听、记录。汪先生一生信佛，又喜欢读书，每天必在清晨5点床，读佛经、打坐、读医书，每天饮食适量，作息按时，虽忙而不紊。他临终前正在打坐，一笑而亡，无丝毫痛苦。汪老也是一位桃李满天下的中医教育家，现在的名老中医吴子桢、谢子恒、赵绍琴等，都是他的学生。

施今墨，祖籍浙江萧山，原名施毓黔。施今墨先生医德高尚，对病人充满爱心。有时他自己病了躺在床上，还对学生们说："不要将远来的病人拒之门外，实在病重领进来我给看看。"他对同道非常敬重宽厚，从不贬谪他人。有患者拿前医处方请其评论，他则说："方开得不错，各人有各人的路数，你也可以服我的药试一试……"他常对学生们说："人家说我是名医，其实我这一辈子还是没见过的病多，看不好的病多。"还说："我的经验都是从为病人治病中得来的，我要还给病人才对得起他们，才觉心安。"当他79岁高龄时还写下："我老而未死，还能在医务工作岗位上为人民服务，便是我的幸福，亦不虚度余年。"1969年施今墨病重时，还一再叮嘱："我虽今后不能再看病，而我的这些经验，对人民是有用的，一定要整理出来，让它继续为人民服务。"1982年由祝谌予、翟济生、施如瑜（施今墨之女）、施小墨（原名施如雪、施今墨之子）修编的《施今墨临床经验集》终于出版，实现了施今墨"继续为人民服务"的遗愿。

施今墨不仅医技精深，且医德高尚。对鳏、寡、孤、独的病家尤其关怀备至，弘扬春秋时期墨家的仁爱遗风。

（刘卫红）

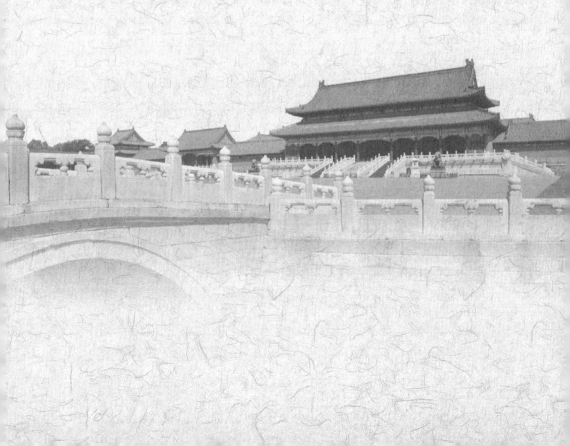

第 二 篇

分　论

第一章　萧龙友

第一节　萧龙友生平传略

萧龙友,原名方骏,字龙友。四川三台县人,1870年2月13日生于四川雅安。萧家五代定居四川,曾祖父、祖父为清代拔贡。父亲为光绪戊子举人,任武昌、大冶知县,卒于任上。萧龙友自幼受父亲严格教育,自幼诵读经史,20岁进入成都尊经书院读书,专修辞章,考试每每第一。1897年中拔贡,后入京充任八旗官学教习。

1900年义和团起义,八国联军攻入北京,萧龙友先生饱经忧患,曾被联军扣留刷马、背粮,在琉璃厂卖字为生。其后,萧龙友到山东任淄川、枣阳知县。此时正值维新变法,废除科举;山东省会设立高等学堂,萧龙友参与厘定章程,兼任教师。辛亥革命后,萧龙友移居济南任闲职。1914年萧龙友奉调到北京任职,历任财政、农商两部秘书,财政部经济调查局参事,农商部有奖实业债券局总办,执政府顾问等职。直至1928年国民政府南迁。

萧龙友先生从事中医临床,既无家传,也无师承。萧龙友幼年时祖母多病,常以中药调治,他留心观察,并到药店请教,辨识中药真伪,了解药物的性味、归经、炮炙、功能。在成都书院读书时,广读经史之余也常常览阅方书,逐步对中医理论产生了兴趣,进而认真学习《内经》《难经》等中医经典,打下了深厚的中医理论基础。

萧龙友先生一方面学习中医理论,一方面不断进行临床实践。1892年,川蜀流行霍乱,成都一日死8 000余人,很多医生惧怕传染,不敢出门医治。萧龙友陪同当地医生陈蕴生沿街巡视,用中草药进行救治,使很多患者转危为安。萧龙友先生由此声誉鹊起,并在临床实践中得以提高,坚定了对中医药的信心,从此更加热爱中医事业。

萧龙友先生从政期间,仍对中医学术精研不辍,并阅览当时译传的多种西医书籍。公事之余经常免费为人诊病,因疗效甚好而求诊者接踵而来。后当时的内务部及主管卫生机关常常聘请萧龙友先生为考试中医士襄校委员,萧龙友先生因而取得医师资格。1924年,应同事之邀为患病的孙中山先生诊治,萧龙友先生检诊之后,认定病根于肝,且已至膏肓,并坚不予方药。

1928年国民政府南迁,萧龙友弃官行医,在北京西城兵马司胡同建一寓所,正式悬壶,自署"医隐",号"息园";撰《息园医隐记》刻于扇骨,以铭其志。自认"志在医国,浮沉宦海,数十年于国事毫无济",遂专门从事医学,此时萧龙友先生已年近花甲。

萧龙友先生大力提倡中医教育,力主建立中医学校。清末,1903年张之洞、张百熙会同荣禄制定了学堂章程,大学堂共分八科,西医课程为其中之一。当时张之洞曾解释医科应中西并重,但是中医太深,又无现成教材,西医有现成教材可援,所以先设西医,中医稍从缓,再设专校。迫至民国时期,当局仍沿用此章程,并以此作为歧视中医、压制中医教育的借口,只准中医设立学社,不准设立学堂。1929年,当时的国民党政府试图通过余岩等提出的"废止旧医以扫除医事卫生之障碍案",后经全国广大中医界人士强烈反对,迫使当局收回成命。萧龙友与孔伯华先生正是在这种条件下,克服重重困难,于1930年创办了北平国医学院。萧龙友先生亲自担任董事长,孔伯华先生任院长。国民党政府不承认学制,不予立案,学校经费困难。他和孔伯华先生不仅亲上讲坛,还在学院诊所应诊,将诊费用于办学之用。北平国医学院历时15载,培养学员700余人,对当时的中医事业起到了挽救和促进作用,为中医事业培养了大批后继人才。新中国卫生部中医司第一任副司长赵树屏,北京市卫生局中医科第一任科长白啸山,均是萧龙友先生的高徒。七七事变以后,日伪政府多次试图接管北平国医学院,萧龙友及孔伯华先生宁为玉碎,不为瓦全,最终停办该校。后萧龙友先生曾作《七律》三首,表达了对旧中国对中医采取歧视政策的不满。

新中国建立以后,中国政府制定了中医政策,使中医事业得到了发展,萧龙友先生又重新焕发了青春,80岁高龄的他将别号"息翁"改为"不息翁",积极为发展中医事业而努力。

1949年,他应邀参加了叶剑英市长主持召开的北京市人民代表大会。1950年出任北京市中医师考试委员会委员,并作为华北地区特邀代表参加了中央卫生部召开的第一次全国卫生会议,1951年受聘担任中央文史研究馆馆员。从1954年起先后担任第一届、第二届全国人民代表大会代表,中国中医研究院学术委员会委员、顾问、名誉副院长,中华医学会副会长,中华医学会中西医交流学术委员会副主任委员,中国科学院生物地学部学部委员,中央人民医院顾问,北京中医学会顾问,中央文史馆馆员等职。

1954年在第一届全国人民代表大会第一次会议上,萧龙友先生积极提案设立中医专科大学,这一提案后被中央政府采纳,于1956年在北京、上海、成都、广州首批成立了四所中医学院。萧龙友先生闻此消息,兴奋不已,写下《中医学院成立感言》,刊于1956年6月8日《健康报》上。

1960年10月20日,萧龙友先生病逝于北京中央人民医院(现北京医科大学附属人民医院),享年90岁。追悼会在北京嘉兴寺举行,卫生部部长傅连暲亲自主祭,遗体安葬于北京万安公墓。萧龙友先生去世后,家属根据他的遗愿,将房产捐献给国家,将他珍藏的数千册医书,全部献给中医研究院及北京中医学院,将他多年收集的珍贵文物,捐给了故宫博物院,故宫博物院为他举办了展览会,并向家属子女颁发了奖状。

萧龙友先生生前著有《现代医案选》及《整理中国医药学意见书》《息园医隐记》《天病论》等文,但未能将其临证经验、学术思想进行系统整理,留给后人。其子女、学生有回忆文章及医案整理,发表于各种医学期刊。

萧龙友后人:肖承悰(孙女)

萧龙友传人:白啸山 魏龙骧 杨润芳 王定波 张少仲 赵树屏

参考文献

[1] 王康久.北京卫生志[M].北京:北京科学技术出版社,2001:586-587.
[2] 黄树则.中国现代名医传[M].北京:北京科学普及出版社,1985:17-21.
[3] 李云.中医人名辞典[M].北京:国际文化出版公司,1988:817.
[4] 中国中医研究院中国医史文献研究所.中医人物辞典[M].上海:上海辞书出版社,1988:549-550.
[5] 李经纬,区永欣,余瀛鳌,等.中医大辞典[M].北京:人民卫生出版社,1995:223.
[6] 肖承悰.回忆肖龙友先生[J].山东中医学院学报,1981(2):20-25.
[7] 肖承悰.名中医肖龙友[J].北京中医杂志,1985(6):14-17.
[8] 肖承悰.近代名医肖龙友传[J].国医论坛,1989,14(2):11-14.
[9] 索延昌.京城国医谱[M].北京:中国医药科技出版社,2000:41-42.

(佘 靖 刘红旭 赵文景 张海滨)

第二节 萧龙友学术思想相关医学文献分析
（1949—2019）

萧龙友先生的临床经验、学术思想、医案等多由其子女、学生回忆总结整理而成，并发表于多种医学期刊上，对北京乃至全国中医药的发展产生了重要的影响。我们对新中国成立以来医学期刊中与萧龙友相关的文献作了初步的总结与分析，以期进一步了解并整理其临床经验及学术思想。

一、方法

计算机检索中国学术期刊全文数据库（CNKI）、万方数据库、维普中文科技期刊数据库（VIP）、中国生物医学文献数据库（CBM）。检索词为"萧龙友""肖龙友"。检索字段为：主题词、任意字段或全部字段。检索时限为：1949 年 10 月 1 日至 2019 年 8 月 16 日。将最终检索到的文献进行合并，去除重复，并进一步整理分析各文献的研究内容、发表年份、期刊类型等。

二、结果

1. 文献检索结果 初期共检索出期刊文献 192 篇，其中 CNKI 68 篇，万方数据库 59 篇，VIP 43 篇，CBM 22 篇。经查重后排除文献 75 篇，查询期刊类型后排除非医学期刊文献 40 篇，阅读文献摘要及全文后，排除内容不相关文献 32 篇，最终得到文献 45 篇。

2. 文献内容分析 按生平背景、临床经验及学术思想、医案、文献研究、科普文章、其他（包括医方赏析、验方、刊讯、会议纪要、轶事等）等内容对 45 篇文献进行分类，结果见表 2-1-1。

表 2-1-1 萧龙友医学期刊文献内容分析

	生平背景	学术思想及临床经验	医案	文献研究	科普	其他	总计
文献数（篇）	13	6	5	2	4	15	45
百分比	28.9%	13.3%	11.1%	4.4%	8.9%	33.3%	100%

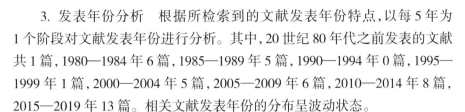

3. 发表年份分析　根据所检索到的文献发表年份特点,以每5年为1个阶段对文献发表年份进行分析。其中,20世纪80年代之前发表的文献共1篇,1980—1984年6篇,1985—1989年5篇,1990—1994年0篇,1995—1999年1篇,2000—2004年5篇,2005—2009年6篇,2010—2014年8篇,2015—2019年13篇。相关文献发表年份的分布呈波动状态。

4. 期刊类型分析　根据文献发表期刊的分布特点进行分析,所检索到的45篇文献共分布在23种期刊上,其中包括《中国医药学报》(《中华中医药杂志》曾用刊名)、《中国中西医结合杂志》、《中医杂志》及《中华中医药学刊》在内的9种中国科技文献统计源核心期刊,14种其他类型期刊。按地区分布来分析,其中包括8种全国性学术期刊,15种省市级学术期刊。

三、学术思想概要

通过阅读文献相关内容,可以了解到萧龙友先生对于治疗内、妇、儿科疾病均有丰富的经验,而以内科、妇科及老年慢性疾病最为擅长。

其在诊断疾病过程中,主张四诊合参,并曾在《三指禅》序中说"中医治病以望闻问切为四要诀。望者,察病人之色也;闻者,听病人之声也;问者,究病人致病之因也,三者既得,然后以脉定之""切者,合也。诊其脉之浮沉迟数,合于所望、所闻、所问之病情否? 如其合也,则从脉从证两无疑义,以之主方选药,未有不丝丝入扣者。否则舍脉从证,或舍证从脉,则当临时细细斟酌,不可含糊将事"。由此可见其对于疾病诊断全面而严谨。

在治疗疾病过程中,其主张立法应因人而异,并曾有"三春草旱,得雨即荣,残腊枯枝,虽灌而弗泽,故对象不同即须作不同之措施,然又须顾及同中有异,异中有同"的论述。对于老年患者,其主张以清养为主,反对大攻大补。对于慢性病症,其又特别注意病者之五志七情,故多佐理气解郁安神之品。

在处方用药时,其对于药物的性味、炮制、产地皆严格要求,重视用药的精当,认为医者不但应熟识医理,亦当认识中药,并认为"医药不能相分,只有医药并重,知医明药,才为良医"。而在临证过程中亦形成了鲜明的用药特点,如擅长根据季节和患者不同证候特点选用鲜茅根、鲜藿香、鲜佩兰、鲜生地黄、梨皮等鲜药,临床较少使用麻黄、巴豆、大黄等峻猛攻伐之品等。他重视传统中医理论的学习,同时又主张中西医结合,认为治学不应分门户及派别,应博采众长,并曾有"医药为救人而设,本无中西之分,研此道者,不可为古人囿,不可为今人欺,或道或术,当求其本以定"的论述。

四、讨论

本文总结了新中国成立后至 2019 年 8 月发表的关于萧龙友先生的所有医学期刊文献,并对其文献内容、发表年份、期刊类型等进行了相关分析。

通过文献内容分析发现,介绍生平背景的文献数量最多,其中 5 篇单独介绍生平背景的文献中均有学术思想的记载和介绍。而单独记载其医案、学术思想及临床经验类文献共 11 篇,亦占了较大的比重,这提示萧龙友先生在长期的中医临床实践中,积累了丰富的临床经验,并形成了独特的学术思想,对新中国成立以后中医药学界有着重要的影响。除此在外,在所有文献中还有 4 篇科普类文章,内容包括萧龙友先生养生道术、荸荠的食用方法等,这表明萧龙友先生的学术思想对于人们日常生活亦产生了较大影响。

通过期刊类型分析发现,在 45 篇与萧龙友相关的医学期刊文献中,核心期刊文献 21 篇,约占总体文献数量的 46.7%。而从期刊地区分布来看,相关文献在《中国医药学报》(《中华中医药杂志》曾用刊名)、《中国中西医结合杂志》、《中医杂志》及《中华中医药学刊》等全国性学术期刊共发表 16 篇,在《北京中医》《山东中医药杂志》等省市级学术期刊共发表 29 篇。由此可以看出,萧龙友先生在中医界的影响不仅限于北京地区,他的学术思想在全国范围内均有广泛的影响。

参考文献

[1] 萧承悰. 名中医萧龙友[J]. 北京中医,1985(6):14-17.

[2] 徐江雁. 息翁不息,济世育人:记"北京四大名医"之一萧龙友[J]. 北京中医,2005(4):203-205.

[3] 肖承悰. 肖龙友[J]. 中国医药学报,1986(1):56-57.

[4] 张绍重. 萧龙友先生的学术思想及临床经验(一)[J]. 新中医,1981(1):9-14.

[5] 肖承悰. 肖龙友脉案三则[J]. 北京中医,1988(1):3-4.

[6] 张绍重. 萧龙友先生的学术思想及其临床经验(二)[J]. 新中医,1981(2):14-17.

[7] 陈腾飞,王晓鹏,董兴鲁,等. 基于数据挖掘方法研究萧龙友内科临证用药配伍经验[J]. 环球中医药,2019,12(4):521-526.

[8] 陈腾飞,王帅,丁雪霏,等. 浅述燕京名医萧龙友使用时令鲜药经验[J]. 环球中医药,2017,10(5):583-585.

[9] 陈腾飞,王晓鹏,刘清泉. 北京四大名医成长历程之共性研究[J]. 中医杂志,2018,59(22):1973-1976.

[10] 肖承悰. 回忆肖龙友先生[J]. 山东中医学院学报,1981(2):20-25.

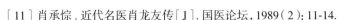

［11］肖承悰. 近代名医肖龙友传［J］. 国医论坛, 1989（2）: 11-14.

［12］佘靖, 刘红旭, 赵文景. 建国以来北京四大名医学术思想相关期刊文献分析.［J］中医杂志, 2003（3）: 226.

［13］王帅. 冬季宜多食荸荠［J］. 家庭中医药, 2018（12）: 59.

（张振民　刘红旭　尚菊菊）

第三节　基于数据挖掘方法研究萧龙友内科临证用药配伍经验

一、资料与方法

1. 文献检索与筛选　主要研究者从以下数据库中对自建库至 2017 年 4 月刊发的文献进行检索: 中国知网期刊数据库（CNKI）、维普数据库（VIP）、万方数据库; 同时, 借助中国中医科学院中医药信息研究所数据平台, 以"萧龙友""肖龙友""萧方骏"为检索词, 从读秀知识库进行"知识点"检索, 并由查得的"知识点"追溯实体书籍。对于检索到的医案, 由两位研究者（安世栋、王晓鹏）独立地根据纳入和排除标准对检索出的文献进行筛查, 并将筛查结果进行汇总, 筛查及汇总过程中任何不确定的内容和决策都会交由陈腾飞进行决断。

2. 纳入与排除标准

（1）纳入标准: 医案信息完整, 具备性别、年龄、就诊日期、症状、舌象、脉象、方药、药物剂量各项目。

（2）排除标准: 对于没有症状描述的诊次予以排除, 对于没有具体方药的诊次予以排除, 对于重复者予以排除。

3. 数据录入与清洗　应用 EpiData 3.1 软件建立数据库, 由 4 位研究者对所入选的医案进行录入。根据《中华人民共和国药典》规范药物命名, 并将药物剂量换算成现行单位, 如医案中的药物名称包含产地和炮制者, 在录入时统一只保留炮制, 不保留产地, 如"杭白芍"统一录为"白芍"（即白芍生品）, "土炒白芍"则录入"土炒白芍""醋白芍"则录入"醋白芍", 对于使用别名的中药, 在录入时参考国家中医药管理局, "十二五"规划教材《中药学》进行规范; 症状术语参考《中医诊断学》《中医内科学》《中医症状鉴别诊断学》《中医临床诊疗术语 疾病部分》《中医临床常见症状术语规范》《中医临床诊疗术语 证候部分》等进行预处理, 如"气血两亏"统一成

"气虚、血虚","头尚有时昏眩作痛"统一成"头昏、头眩、头痛",有此证候或症状则标记为"1",无则标记为"0"。剔除无关数据,完成数据清洗工作,并在录入信息导入 EXCEL 2010 的过程中重新核对数据信息的完整性和一致性。

最后,借助 SAS 8.1 软件和 SQL 语句完成数据变化工作,将各药味出现分为两类(方中出现 =1,未出现 =0),从而完成数据录入与清洗工作,为数据挖掘奠定基础。

4. 数据挖掘方法　采用 IBM SPSS Statistics 17.0 与 SPSS Clementine 12.0 进行数据挖掘分析,包括:①基本频数统计,如采用频数统计法对证候、立法、单味药的应用情况等进行研究;②数据挖掘:对于药 - 药之间的关系,研究采用关联规则和聚类分析的方法进行统计挖掘,并综合二者结果进行分析。

二、结果

1. 资料概况　经过检索,共检索到涉及萧龙友医案的期刊论文 7 篇。涉及萧龙友医案的书籍 5 部,共有医案 287 则,1 791 诊次,除去重复、信息不完整、非内科医案,共纳入内科医案 1 221 诊次,共计 1 221 首处方,涉及药物 242 味,通过频数分析筛选出常用药物 94 味,得出药物配伍规律关联规则 91 条,通过聚类分析得出处方 30 首。

2. 药物功效及性味的分布　本研究共得出单味药物 242 味,这些药物中 226 味收录"十一五"《中药学》教材中,按功效分类和药味数由多到少排序为:补虚药 39 味、清热药 33 味、利水渗湿药 19 味、化痰止咳平喘药 17 味、理气药 16 味、解表药 17 味、活血化瘀药 14 味、止血药 10 味、收涩药 9 味、祛风湿药 10 味、安神药 8 味、消食药 6 味、温里药 6 味、平肝息风药 6 味、化湿药 6 味、泻下药 5 味、破血消癥药 3 味、驱虫药 2 味。16 味药物未被收录,其中荸荠、生梨皮、陈仓米、粳米、荔枝、梨汁、甘蔗汁、藕汁、赤小豆、冰糖 10 味皆为药食同源之品,余 6 味为透骨草、黄丝绢、土牛膝、枳椇子、五谷虫、沉香曲。242 味药物中,154 味为寒凉或平性药物,88 味为温热性药物。

3. 药物频数分析　在本研究所纳入的 1 221 诊次中,共有处方 1 221 首,涉及药物 254 味,按照出现频数从高到低排序,提取出现频数 ≥50 次的药物,共 94 味,如表 2-1-2 所示。

表 2-1-2 萧龙友内科临证用药频数

药物	频数	药物	频数	药物	频数	药物	频数
甘草	1 004	狗脊	233	杜仲	115	槟榔	74
郁金	573	北沙参	230	生姜	114	桑枝	71
党参	554	赤芍	228	神曲	110	苇茎	70
生地	524	杏仁	226	防风	107	黄连	68
当归	514	白术	223	柏子仁	103	骨碎补	68
茯苓	503	鸡内金	215	芡实	99	冬瓜子	68
茯神	492	大腹皮	213	连翘	98	巴戟天	67
栀子	488	川芎	211	肉苁蓉	97	冬瓜皮	66
藕节	472	沉香曲	205	蔓荆子	94	车前子	65
乳香	450	天花粉	197	薏苡仁	93	白芷	65
丹皮	449	川牛膝	194	木瓜	93	香附	63
夜交藤	442	大枣	191	延胡索	92	菟丝子	60
没药	442	枸杞	182	荸荠	92	木香	59
白芍	424	莲子	174	白茅根	89	补骨脂	59
知母	416	菊花	174	百合	88	六一散	57
黄芩	391	五味子	161	天冬	87	荷梗	55
川贝母	386	佛手	150	白前	85	熟地	54
桑寄生	357	山茱萸	147	海风藤	84	阿胶	54
黄柏	294	忍冬藤	146	酸枣仁	82	生石膏	53
黄芪	293	麦冬	144	百部	80	山药	53
南沙参	267	秦艽	139	泽泻	78	厚朴	51
稻芽	254	桔梗	138	生梨皮	78	青蒿	50
灵磁石	256	枳壳	131	石斛	76		
砂仁	235	合欢花	124	火麻仁	76		

4. 药物关联规则分析 对于使用频次在 50 次以上的药物,采用 Clementine12.0 的关系网络模型节点,利用 GRI 算法,挖掘萧龙友内科临证处方中药物的关联性(即分析药物之间同时出现概率及相互的影响),主要由支持度(support)、置信度(confidence)和作用度(lift)来评价前项(antecedent)与后项(consequent)之间的关联关系。其中支持度是用来估计在一组数据中同时

观察到 A 和 B 的概率,置信度则反映出在关联规则成立的前提条件下结果成功的概率,而作用度是用于评估存在关联规则的前后项之间所包含的随机性关联性的强弱。本研究选择以最小支持度 5%、最小置信度 50% 和最大前项数 1 进行萧龙友内科临证所用药物的关联规则分析(研究时去掉了甘草,原因同上)。所得结果见表 2-1-3(为了节省篇幅,将熟知的配伍如生姜 - 大枣、乳香 - 没药之类,不在表中体现),例如前项栀子在纳入方剂中出现的频率为 30.78%,栀子与后项丹皮同时出现的概率为 85.56%,进而栀子与丹皮相关联的作用度为 2.352(作用度大于 1 表示有意义)。

表 2-1-3 萧龙友内科临证处方的药物配伍关联规则分析

后项	前项	支持度 %	置信度 %	作用度
枳壳	白术	18.02	47.95	4.516 221
栀子	白茅根	7.16	59.77	1.642 999
知母	白前	6.67	61.73	2.049 234
知母	白茅根	7.16	44.83	1.488 209
郁金	佛手	10.78	64.12	1.558 116
郁金	没药	30.37	56.91	1.382 913
郁金	白芍	29.71	49.31	1.198 233
郁金	白茅根	7.16	41.38	1.005 534
夜交藤	柏子仁	6.91	60.71	1.848 688
夜交藤	白芷	5.02	60.66	1.847 165
杏仁	桔梗	10.45	59.06	3.500 385
杏仁	白前	6.67	54.32	3.219 454
天花粉	生梨皮	5.84	53.52	3.802 737
天花粉	白前	6.67	50.62	3.596 684
生地黄	柏子仁	6.91	57.14	1.603 351
生地黄	菊花	12.35	56.00	1.571 363
生地黄	枸杞	12.84	55.77	1.564 909
生地黄	川芎	15.56	52.38	1.469 785
生地黄	白茅根	7.16	40.23	1.128 856
桑寄生	川牛膝	14.32	43.10	1.611 277
乳香	川芎	15.56	48.15	1.484 829
乳香	当归	37.20	44.03	1.357 778

续表

后项	前项	支持度 %	置信度 %	作用度
乳香	百合	6.01	42.47	1.309 671
肉苁蓉	火麻仁	5.84	43.66	5.960 326
忍冬藤	连翘	7.57	44.57	4.367 141
藕节	白茅根	7.16	60.92	1.612 588
没药	当归	37.20	41.37	1.362 183
没药	百合	6.01	41.10	1.353 293
没药	川芎	15.56	40.74	1.341 439
没药	百部	5.76	40.00	1.317 073
灵磁石	柏子仁	6.91	53.57	2.542 482
莲子	酸枣仁	6.09	44.59	3.224 812
桔梗	百合	6.01	41.10	3.932 008
桔梗	百部	5.79	40.00	3.826 772
鸡内金	佛手	10.78	61.83	3.872 343
鸡内金	稻芽	13.17	49.38	3.092 613
鸡内金	沉香曲	14.65	41.01	2.568 410
黄芩	白茅根	7.16	42.53	1.551 770
黄芪	骨碎补	5.27	71.88	3.001 175
黄芪	狗脊	16.63	46.53	1.942 747
黄芪	大枣	14.57	41.24	1.721 876
狗脊	骨碎补	5.27	65.62	3.946 946
狗脊	杜仲	7.98	45.36	2.728 337
茯神	柏子仁	6.91	77.83	2.233 176
茯苓	赤芍	15.23	60.00	2.292 453
茯苓	白前	6.67	48.15	1.839 693
佛手	鸡内金	15.97	41.75	3.872 233
稻芽	鸡内金	15.97	40.72	3.092 175
党参	狗脊	16.63	73.27	1.624 508
党参	白芍	29.71	52.35	1.160 680
党参	白茅根	7.16	42.53	0.942 955
牡丹皮	黄柏	20.91	46.46	1.509 329
牡丹皮	白茅根	7.16	43.68	1.419 016

后项	前项	支持度 %	置信度 %	作用度
牡丹皮	北沙参	9.30	68.14	4.677 407
大腹皮	薏苡仁	5.27	42.19	2.963 055
川芎	木瓜	6.58	40.00	2.571 429
川贝母	白前	30.12	70.22	2.509 332
川贝母	天花粉	14.07	66.08	2.361 388
川贝母	麦冬	10.70	64.62	2.309 215
白术	生姜	9.30	42.48	2.356 767
白芍	柏子仁	6.91	40.48	1.362 416

5. 药物的聚类分析研究 对于使用频次在 50 次以上的药物,采用 SPSS 17.0 的 K-means 聚类方法进行聚类分析研究。设定聚类中心为 30,结果如表 2-1-4 所示。聚类分析得出的处方是新产生的处方,是根据萧龙友用药客观归纳出的。其方义可以结合萧龙友的用药特点进行阐释,其适应证可回溯医案进行总结探讨,而处方在实际应用中的有效性需要再次进行临床检验。如方 1,由白术、党参、佛手、甘草、桑寄生五味药物组成,可视为四君子汤去茯苓加佛手和桑寄生而组成。根据萧龙友的用药习惯,佛手用于胃有气滞者,桑寄生多用于腰痛,推测此方适应证为脾虚而胃有气滞兼有腰痛的患者。而桑寄生又有安胎的功效,此方进一步通过临床实践挖掘的潜在功效为补脾理气安胎。

表 2-1-4 萧龙友内科临证用药的聚类分析结果表

序号	药物组成
1	白术 党参 佛手 甘草 桑寄生
2	白术 沉香曲 大枣 党参 甘草 没药 乳香 生姜
3	白术 当归 党参 甘草 鸡内金 没药 乳香 郁金 枳壳
4	党参 甘草 夜交藤 知母 茯神
5	牡丹皮 甘草 莲子 生地黄 夜交藤 茯神 栀子
6	牡丹皮 甘草 黄柏 黄芩 没药 南沙参 乳香 郁金 栀子
7	白前 北沙参 川贝母 丹皮 甘草 藕节 生梨皮 天花粉 杏仁 知母 茯苓 栀子
8	党参 甘草 狗脊 黄芪 山茱萸 茯神 枸杞

续表

序号	药物组成
9	川贝母 甘草 没药 乳香 郁金 知母
10	川贝母 牡丹皮 甘草 麦冬 天冬 天花粉 郁金 知母
11	北沙参 大腹皮 佛手 甘草 鸡内金 藕节 郁金
12	川贝母 甘草 桔梗 灵磁石 藕节 天花粉 杏仁 知母 茯苓
13	白芍 牡丹皮 当归 党参 甘草 黄芩 藕节 郁金 栀子
14	柏子仁 川贝母 甘草 莲子 灵磁石 生地黄 夜交藤 郁金 知母 茯神
15	牡丹皮 甘草 黄芩 菊花 藕节 生地黄 夜交藤 栀子
16	牡丹皮 党参 甘草 黄芪 茯神 栀子
17	川贝母 甘草 黄柏 黄芩 麦冬 南沙参 藕节 生地黄 天冬 郁金 知母 茯苓 栀子
18	赤芍 牡丹皮 当归 甘草 黄柏 黄芩 没药 乳香 生地黄 茯苓 栀子
19	白芍 当归 党参 甘草 没药 藕节 乳香 生地黄 郁金
20	甘草 海风藤 黄芪 没药 木瓜 秦艽 乳香
21	白芍 当归 党参 甘草 藕节 桑寄生 夜交藤 茯神
22	柏子仁 党参 甘草 黄芪 莲子 生地黄 酸枣仁 夜交藤 茯神 枸杞
23	川贝母 当归 党参 甘草 菊花 生地黄 知母 枸杞
24	牡丹皮 甘草 黄芩 连翘 苇茎 知母 栀子
25	白芍 白术 大腹皮 大枣 党参 稻芽 甘草 鸡内金 生姜 茯苓
26	川牛膝 川芎 当归 甘草 没药 乳香 桑寄生 生地黄 郁金
27	白芍 北沙参 大腹皮 稻芽 甘草 芡实 茯苓
28	沉香曲 稻芽 甘草 鸡内金 南沙参 藕节 郁金
29	川贝母 牡丹皮 黄芩 连翘 六一散 南沙参 杏仁 知母 栀子
30	当归 党参 杜仲 甘草 狗脊 黄芪 桑寄生 茯神

三、讨论

本研究是基于数据挖掘的方法,对燕京名医萧龙友内科临证用药特色的研究。数据挖掘方法是通过数据挖掘研究从大量的、非结构化的、来自真实世界的数据中发现潜在的、有价值的规律和信息。近年来数据挖掘方法在中医经验传承方面使用越来越广泛。以下对本研究所得结果进行讨论。

本研究纳入的内科医案,时间分布为 1949—1958 年,属于萧龙友晚年医案。共 1 221 诊次,1 221 首处方,总计使用药物 252 种。252 种药物收录于国家中医药管理局"十一五"规划教材《中药学》的共 226 味,按照教材药物分类方法,在 226 味药物中,补虚药、清热药的药味数占据前 2 位,且远多于其他功效的药物,226 味药物中寒性与平性药物占据 68%,温热性药物占 32%。由此可知,萧龙友对于内科疾病的治疗非常重视补虚和清热,对于温热药物的使用频率较低。

通过对于使用频率 >50 次的药物进行关联规则和聚类分析,得出了萧龙友的药物配伍规律 92 条,处方 30 首。92 条配伍规律可分为七大类配伍:①调胃配伍:枳壳 - 白术、白术 - 生姜、郁金 - 佛手、鸡内金 - 佛手、鸡内金 - 稻芽、鸡内金 - 沉香曲、大枣 - 生姜、大腹皮 - 薏苡仁;②清热配伍:黄芩 - 黄柏、丹皮 - 黄柏、栀子 - 丹皮、栀子 - 白茅根、知母 - 白茅根、黄芩 - 白茅根、丹皮 - 白茅根、藕节 - 白茅根、生地 - 白茅根;③调肺配伍:知母 - 川贝母、知母 - 白前、杏仁 - 桔梗、杏仁 - 白前、茯苓 - 白前、天花粉 - 生梨皮、天花粉 - 白前、桔梗 - 百合、桔梗 - 百部、川贝母 - 白前、川贝母 - 天花粉、川贝母 - 麦冬、百合 - 百部;④调气血配伍:郁金 - 没药、郁金 - 白芍、郁金 - 白茅根、乳香 - 没药、乳香 - 川芎、乳香 - 当归、乳香 - 百合、没药 - 当归、没药 - 百合、没药 - 白芍、没药 - 百部、川芎 - 木瓜;⑤补益配伍:天冬 - 麦冬、生地 - 菊花、生地 - 枸杞、生地 - 川芎、生地 - 白芍、山药 - 芡实、麦冬 - 石斛、菊花 - 枸杞、黄芪 - 大枣、茯苓 - 赤芍、党参 - 黄芪、党参 - 白术、党参 - 白芍、党参 - 白茅根、当归 - 川芎、当归 - 白芍、丹皮 - 北沙参、白芍 - 川芎、白芍 - 赤芍;⑥安神配伍:夜交藤 - 合欢花、夜交藤 - 柏子仁、夜交藤 - 白芷、灵磁石 - 柏子仁、生地 - 柏子仁、白芍 - 柏子仁、茯神 - 柏子仁、莲子 - 酸枣仁;⑦其他配伍:强腰脊配伍有桑寄生 - 川牛膝、黄柏 - 骨碎补、黄芪 - 狗脊、狗脊 - 骨碎补、狗脊 - 杜仲、党参 - 狗脊,解表配伍忍冬藤 - 连翘,治头痛配伍蔓荆子 - 白芷,通便配伍肉苁蓉 - 火麻仁。从这些配伍规律可以看出,萧龙友在内科疾病的诊治中注重补法和清法,善从调补肺胃和安神入手治疗内科杂病。

对于聚类所得的 30 首处方(以下以处方序号代替处方)进行归类:方1、2、3、11、25、27、28 为调脾胃方;方 7、9、10、12、14、17、24、29 为治肺方;方 4、5、15、16、21、22 为安神方;方 8、20、26、30 为治痹证之方;方 6 为清热方,方 13、18、19、23 为养血清热方。对于 30 首处方之方义,笔者将另行撰文阐述,此处限于篇幅不再赘述。

本研究存在的不足之处主要在三个方面:其一,本研究只纳入了萧龙友

1949 年 1 月至 1954 年 11 月（即萧龙友在 79 岁至 84 岁之间）及 1958 年（萧龙友 88 岁）的 10 则诊疗记录，对于其他年间治疗的病案，因无相关资料故无法进行研究。在这些医案中只针对内科疾病的医案进行了研究，对于妇科疾病和儿科疾病等并未纳入，故本研究只能部分反映萧龙友最后十年的医疗工作中对于内科疾病的临证用药经验。另外，在进行本研究时《萧龙友医集》尚未出版，对于其中的内科医案未能收录。本研究结果远不足以概括萧龙友毕生的用药经验。其二，本研究在对数据进行清洗时，将同种药物的不同部位和不同炮制合并为一，即"当归身""当归尾""全当归"全部合并为"当归"；"生甘草""炙甘草""甘草梢"全部合并为"甘草"，这些也会导致萧龙友用药经验的不够全面。其三，本研究是基于数据挖掘方法发现的规律，这些规律是客观存在的，但这些规律是否即为萧龙友先生所认可的用药配伍，是值得探讨的。这些配伍方法和聚类产生的处方是否在临床中有好的疗效和较高的推广价值，还值得进一步研究验证。

参考文献

[1] 国务院关于印发中医药发展战略规划纲要（2016—2030 年）的通知 [J]. 中华人民共和国国务院公报，2016（8）：21-29.

[2] 桑滨生.《中医药发展战略规划纲要（2016—2030 年）》解读 [J]. 世界科学技术：中医药现代化，2016，18（7）：1088-1092.

[3] 陈萌，张冬梅，李翠. 燕京医派概览 [J]. 中医教育，2013，32（2）：65-67.

[4] 肖承悰. 回忆肖龙友先生 [J]. 山东中医学院学报，1981（2）：20-25.

[5] 张绍重. 萧龙友先生的学术思想及临床经验（一）[J]. 新中医，1981（1）：9-14.

[6] 张绍重，李云，鲍晓东. 北平四大名医医案选集 [M]. 北京：中国中医药出版社，2010：6-202.

[7] 《中国现代名中医医案精粹》选登（7）：肖龙友医案 [J]. 中医杂志，2011，52（7）：630.

[8] 林乾良. 北京"皇城名医"处方真迹 [J]. 中医药文化，2006（1）：28-29.

[9] 王为兰. 名医肖龙友治胃癌一例 [J]. 北京中医，1985（3）：6-7.

[10] 肖承悰. 肖龙友临证验案 [N]. 健康报，2005-07-04（4）.

[11] 肖承悰. 肖龙友脉案三则 [J]. 北京中医，1988（1）：3-4.

[12] 张绍重. 萧龙友先生的学术思想及其临床经验（二）[J]. 新中医，1981（2）：14-17.

[13] 张绍重. 萧龙友医案 [J]. 中医杂志，1958（2）：115-117.

[14] 萧承悰. 一代儒医萧龙友 [M]. 北京：化学工业出版社，2010：96-130.

[15] 萧龙友. 现代医案选 [M]. 北京：人民卫生出版社，1960：161-168.

[16] 董建华. 中国现代名中医医案精粹 [M]. 北京：人民卫生出版社，2010：211-215.

[17] 高学敏. 中药学 [M]. 北京：中国中医药出版社，2007.

[18] 吴嘉瑞,唐仕欢,郭位先,等.基于数据挖掘的名老中医经验传承研究述评[J].中国中药杂志,2014,39(4):614-617.

（陈腾飞　王晓鹏　董兴鲁　安世栋　林孟柯　吕小琴　张　磊　刘清泉）

第四节　萧龙友使用时令鲜药经验

燕京名医萧龙友学验俱丰,享誉京华,其临证用药特色鲜明。在谈到老年人患病治疗时,其以衣料之新旧做比喻:"衣料之质地原坚,借用之太久,虽用者加倍爱护,终以久经风日,饱经雪霜,其脆朽必然。而忘其穿着之太久,乃以碱水浸之,未有不立时破碎者。若仔细周密,以清水小掇轻浣,宿垢虽不必尽去,但晒干之后,能使人有出新之感。由此可更使其寿命增长,其质地非惟无损,且益加坚。"这段论述体现了其临证治病的重要思想——平淡轻灵。体现在用药中,除了少用峻猛攻伐之品如麻黄、大黄、巴豆之类,还体现在鲜药的使用。肖承悰教授谈及其祖父萧龙友用药特色时,指出其擅用鲜药,临证时会根据季节和不同证候特点,使用鲜茅根、鲜藿香、鲜佩兰、梨皮、鲜生地黄等鲜药。笔者结合萧龙友临证医案,对其常用的几味鲜药的使用经验进行了学习和归纳总结,简述如下。

一、鲜生姜

姜分为干姜和生姜,干姜为姜之母根,晒干后入药,生姜则子姜,晒干后名干生姜。萧龙友临证使用姜时均做细致区分,有时单用生姜,有时注明鲜生姜,有时用老干姜,有时有干生姜。当患者出现外感风寒或脾胃寒湿急需升发时,萧龙友喜用鲜生姜,必要时会与干姜同方使用。如"喘证"门记述一则病案,关某,男性15岁,"据述素患咳嗽之疾病,业经三年,秋深感寒而发,不能倚息,喉中有痰声",初诊方中用鲜生姜,二诊时守方再加干生姜、北细辛,以加强化饮之力。萧龙友鲜生姜常用量为一片至三片,习惯配大红枣三枚。

生姜可以化水饮,发散风寒,如《药性论》云:"生姜,味辛、辣,大热。通畅神明,辟疫疠,且助升发之气,能祛风邪……伤风小恙何必用桂枝,用生姜三钱,捣碎,加薄荷二钱,滚水冲服,邪即时解散。"鲜生姜汁水充沛,散寒解表之力更强。萧龙友诊治此案患者,为咳喘宿疾被风寒诱发,故初诊用鲜生姜以解散外寒,二诊加干生姜、北细辛以温化伏饮宿疾。经治疗后"喘已减轻,惟鼻涕尚多……痰亦多而黄,兼有沫子",考虑"此乃感风化热所致",因寒邪已经外散,故三诊以后不再用鲜生姜,但使用干姜、细辛、半夏、五味子之类温化伏饮之品。

二、生荸荠

荸荠在《本草纲目》名乌芋,李时珍云:"吴人以沃田种之,三月下种,霜后苗枯,冬春掘收为果,生食、煮食皆良。"生荸荠是萧龙友医案中出现频次较高的一味鲜药,肖承悰教授回忆文章中提到每年荸荠上市时,萧龙友多令家人买予家中小儿食用。据笔者研习萧龙友医案,生荸荠在胃部不适兼有食滞时多用,如"胃病"门收录一案例,纪某,男性37岁,"素有胃病,肝气亦旺,往往胸膈偏右作痛,牵及胁肋及后背作痛",初诊予米炒台党参、土炒白术、麸炒枳壳、真郁金、制乳香、制没药、佛手片、焦鸡内金、大腹皮、沉香曲、生熟稻芽、生甘草、干藕节、鲜苇茎,服用两剂后,仅余胃痛、食物消化力弱,余症皆减。二诊去土炒白术,加入盐砂仁、广木香;去干藕节、鲜苇茎,加生荸荠五枚,服用三剂后胃已不痛,食物渐能消化。

萧龙友此案,二诊时加入香附、砂仁以理气和胃止痛,然香附、砂仁香燥辛散,于寒湿致胃痛者最相宜,于肝气犯胃而痛者则易加重阴伤而使肝气更旺,妙在加入生荸荠五枚则可免此弊。生荸荠性甘凉养胃阴却不碍胃纳,反而具有消食导滞之功效。萧龙友生荸荠用量为三至五枚,用法为捣碎入群药中煎煮。

三、鲜荷叶、鲜荷梗

荷叶苦平无毒,李时珍认为其能"生发元气,裨助脾胃,涩滑精,散瘀血,消水肿痈肿,发痘疮,治吐血、咯血、衄血、下血、溺血、血淋,崩中,产后恶血,损伤败血"。在《随息居饮食谱》记述荷梗功效:"通气舒筋,升津止渴,霜后采者,清热止盗汗,行水愈崩淋。"萧龙友医案中经常使用鲜荷叶或者鲜荷梗。凡就诊时间在6月至8月,有小便赤涩大便不畅等湿热内蕴清浊相混表现则用之。

如"月经不调"门有一案,宁女,31岁,1952年7月4日初诊,"脉不和畅,据述癸事一直不调,数月一行,业经两年,此次更月余未至,呃逆干呕,有时吐苦水,其色黄,大便干结,小溲黄短",考虑内热极重,当标本兼治。初诊方中即用六一散四钱分冲、鲜荷叶一角,带梗五寸;二诊方中予六一散四钱冲服,鲜荷梗一尺;三诊时"小溲已清",予甘草梢二钱、鲜荷叶一角,带梗五寸;后续三诊亦用到荷叶、荷梗。

萧龙友使用荷叶、荷梗鲜品之经验值得推广,其鲜荷叶用量常为一角,约四分之一张,鲜荷梗多用一尺。

四、鲜莲子

莲子有健脾补肾之功效,入药多去莲子心称为莲子肉。对于莲子鲜品很少有入药记载。而萧龙友临证常用到带心鲜莲子。萧龙友医案"眩晕"门一案,陈女,48岁,1952年7月11日就诊,"脉见沉数,据述头部昏眩,偏左耳鸣,心跳时作,肢体酸痛,食物不和则吐所食之物及酸苦水。肝邪太甚,病已数年,近因又感暑热,便干溲黄,旧病宜甚,法当标本兼治,小心将护",二诊、四诊、六诊、七诊都用到带心莲子15粒,至八诊时已治疗1月,脉案记载"服药多帖,病仍未大减",此次处方思路亦是养血平肝,不过改用鲜莲子带心十九粒,服用三剂药后尚安,又服十剂,诸症皆减,嘱以原方3倍剂量制成蜜丸常服。

患者就诊时间为8月份,正是莲子鲜品时节,李时珍云"六七月采嫩者,生食脆美",萧龙友使用新鲜的带心莲子19粒,鲜莲子心清火交通心肾之力更强,故能十余剂而取大效。

五、鲜石斛

石斛,《神农本草经》记载主治"伤中,除痹下气,补五脏虚劳羸瘦,强阴益精。久服,厚肠胃"。李时珍认为此物"气平,味甘、淡、微咸,阴中之阳,降也。乃足太阴脾,足少阴右肾之药"。鲜石斛亦是萧龙友临证常用鲜药之一。萧龙友治疗一例患者,胸膜炎、肠伤寒初愈,又旅途劳顿感受风寒,病情复杂,在治疗过程中患者又因社会事务烦扰劳形劳神,九诊时"胃纳呆钝,口干少津液,食欲不旺",处方中使用霍石斛四钱,十诊时复加入细生地黄四钱,十一诊时改善仍不明显,改用鲜石斛四钱,服用一剂,十二诊即觉胃部舒适。

石斛为养阴填精之品,鲜品与干品相比汁液稠厚,嚼之可尽化为黏腻汁液而无丝毫渣滓,其养阴填精之力更强。此案患者十诊时因胃阴不足,纳少不化,先后加用石斛干品及细生地黄,疗效皆不明显,后来改用鲜石斛后即取得显著疗效。萧龙友使用鲜石斛和干石斛时都注明"先煎",是其一大用药特色。鲜石斛的常用量为四钱。

另外,鲜石斛采收时间是农历七月八月,但萧龙友医案中二三月间就诊

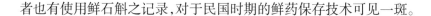

者也有使用鲜石斛之记录,对于民国时期的鲜药保存技术可见一斑。

六、鲜茅根

茅根为临床常用药物,苏颂在《本草图经》记载茅根"处处有之,春生芽,布地如针,俗谓之茅针,亦可啖,甚益小儿"。李时珍对茅根有高度评价:"白茅根甘,能除伏热,利小便,故能止诸血哕逆喘急消渴,治黄疸水肿,乃良物也。世人因微而忽之,惟事苦寒之剂,致伤冲和之气,乌足知此哉?

萧龙友临证用药轻灵,鲜茅根是其临证常用鲜药,用于肺胃郁热兼有出血表现者,如咯血、痰中带血、便血、溺血等,子宫肿瘤导致的阴道出血也会使用鲜茅根,出血量多势急则用量极大。如"血证"门,张男,46岁,"头部昏眩,精神萎靡,大便下血,已逾五月,临圊脐腹隐隐作痛,肠鸣时作,近数日胸次作痛,口干而不引饮",服药1月,三诊时腹痛便血未减,遂将鲜茅根用量加至二两,服药多帖后诸症均有所改善。

参考文献

[1] 张绍重.萧龙友先生的学术思想及临床经验(一)[J].新中医,1981(1):9-14.

[2] 萧承悰.名中医萧龙友[J].北京中医,1985(6):14-17.

[3] 张绍重,李云,鲍晓东.北平四大名医医案选集[M].北京:中国中医药出版社,2010.

[4] 李顺保.药性通考[M].北京:学苑出版社,2006.

[5] 李时珍.本草纲目[M].北京:中国中医药出版社,1998:815-923.

[6] 肖承悰.一代儒医萧龙友[M].北京:化学工业出版社,2010:1-59.

[7] 郭晓宇,杜捷.鲜药在临床应用优势中的探索[J].中国临床医生杂志,2015,43(9):91-93.

[8] 李栩筠,王莹,刘佳慧,等.试论干、鲜药品的不同功效与应用[J].陕西中医学院学报,2015,38(6):120-122.

（陈腾飞　王　帅　丁雪霏　刘清泉）

第二章 施今墨

第一节 施今墨生平传略

施今墨,原名毓黔,字奖生,祖籍浙江省萧山县。1881年4月16日生于其祖父任职的贵州省,故名毓黔。其祖父施之博,曾任云南知府;父亲施誉鸿,也奉事官场。施今墨先生年幼时,母亲体弱多病,失于得力治疗,几乎延误生命。施今墨先生遂萌发学医治病的志向,立志治病救人、济世安民。1894年13岁时正式拜他的舅父河南省安阳名医李可亭先生为师,学习中医。7年之后,已经精通中医理论,可以独立行医。

1902年,施今墨先生奉父亲之命进入山西大学堂(山西大学前身)学习,并在那里开始接受进步思想,因反对该校创办人、美国传教士李提摩太的专制而被校方除名。随后进入山西政法学堂,并于1906年毕业时获全校第一名,保送进入进士馆,即后来的京师法政学堂学习。

施今墨先生在北京期间,经人介绍认识了辛亥革命的著名领袖黄兴,并经黄兴介绍加入同盟会,以行医为掩护,追随黄兴为推翻清王朝而奔走。1911年施今墨先生于北京政法学堂毕业,同年辛亥革命成功,他作为山西代表,在南京参加了孙中山先生的就职大典。次年中华民国临时政府在南京成立,黄兴任陆军总长,施今墨协助黄兴制定陆军法典。1913年辛亥革命失败,施今墨返回山西,在行医的同时,与范源濂、汤化龙等在北京和山西创办尚志学会和尚志学校,从事社会活动。1917年应湖南督军谭延闿之邀,出任湖南教育厅长;1920—1921年间曾协助顺直水利督办熊希龄创办香山慈幼院,并任副院长。

1921年,施今墨先生弃政从医,并改名今墨,一是以今墨寓黔,纪念自己的诞生地,二是崇尚墨子兼爱之道,广济世人,三是要努力革新,成为现代医学之墨准。是年,他悬壶北京,专心医业,精研医术,成为誉满全国的一代名医。1925年,曾应国民政府之邀为病重的孙中山先生会诊,1930年赴西安为杨虎城将军治病,并担任冯玉祥部队的医学顾问。

1929 年国民党政府第一次中央卫生委员会议通过了余岩等提出的"废止旧医以扫除医事卫生之障碍案",立即引起全国中医药界的极大愤怒和强烈反对,全国各地中医团体代表云集上海,130 余个团体联合赴京请愿;施今墨先生奔走其间,组织"华北中医请愿团",积极斗争;最终迫使国民党当局收回成命。1930 年南京成立中央国医馆,焦易堂任馆长,施今墨先生为副馆长。

施如瑜撰文回忆,1931 年施今墨先生参与组建了由萧龙友任董事长、孔伯华任院长的北平国医学院,学院地址在北京西城丰盛胡同(萧龙友后人肖承惊认为是在 1930 年,孔伯华后人孔嗣伯认为在 1931 年)。1932 年施今墨以自己行医的收入创办了华北国医学院,并任院长,在中央国医馆立案。地址初期在北京宣外盆儿胡同,后迁至宣内大麻线胡同,同年成立附属诊所。施今墨先生的办院宗旨是借鉴现代医学的科学方法,研究整理中医遗产,发展祖国医学教育,其课程以中医为主,兼有西医的解剖、病理、法医等课程。所聘师资中医方面均为北京著名专家,西医则多为北京大学医学院的教师。此举开创了中西医结合之先河。从 1932 年至 1949 年,历时 17 年,共招生12 个班,入学 636 人,毕业 347 人。该校大多毕业生后来成为国内著名的中医专家、学者或行政管理人才。其间尚在北平、上海、山西、察哈尔等地协助创办多所中医学校,并收有生徒多人,培养了大批中医人才。祝谌予、哈荔田、马继兴、杨医亚、袁家玑、史道生、李介鸣、董德懋等著名中医专家均曾随施今墨先生学习。

施今墨先生悬壶之初即倡导中西医结合,1920 年曾在北京和平门内西养马营创设中西医院,使用西医诊疗仪器,进行中医辨证。1922 年在马蜂桥创设中医疗养院,有病床 20 余张。1924 年在自己的诊所开始使用听诊器、体温表、血压计,并设立化验室。提出"中医积累千年之经验,必须与西洋医学相结合",并提倡"中医现代化""中药工业化"。据施小墨撰文,1945 年施今墨和西医孟昭威教授发起,创办了"中国医药学会";孟昭威自己撰文称为会员制的"中医学社";组织举办中医学术研究报告会,创办学术刊物,促进中医教育事业的发展。至 1948 年,共举办专题学术报告会 30 余次。

抗日战争胜利后,他代表华北医药界出任国民党国大代表及立法委员,多次提出促进中医事业发展的提案,如"整理中医书籍案""改革中药剂型案"及建议设立中医学校、中医医院等,但是均未被采纳。1949 年 9 月,他与其他一些国民党立法委员在《人民日报》联名发表《虔诚接受中共领导》的声明。

新中国成立后,施今墨先生衷心拥护中国共产党的领导,拥护共产党的中医政策。他一方面不顾年事已高,继续从事临床工作;一方面为促进中医事业的发展,积极参加社会活动。先后担任中华医学会副会长、中医研究院学术委员会副主任委员、中西医学术交流委员会副主任委员、北京中医学会顾问、北京医院中医顾问等职,并在平安医院、协和医院、儿童医院及铁路医院等多家大型医院门诊应诊。1956年加入农工民主党,1957年加入国民党革命委员会,历任中国人民政治协商会议第二届、第三届、第四届委员。

1969年8月22日,88岁高龄的施今墨先生在北京病逝。施今墨先生病危期间,口述一篇几千字的文章《关于中医工作的建议》呈送毛泽东、周恩来。生前留下遗嘱,要求捐献遗体供医学研究,这是我国第一位将遗体捐献给医学事业的老中医。施今墨生前患有高血压、糖尿病等多种疾病,遗体解剖中发现尚患有直肠癌、膀胱癌、胆结石、肾结石等疾病,最终死于癌症扩散。

施今墨先生一生诊务繁忙,无暇整理自己的学术思想,临终前嘱其儿女、门婿,务必将其医案整理成书,留给后人。其婿祝谌予于1940年曾编辑出版《祝选施今墨医案》,后祝氏与施今墨先生子女于1982年编辑出版了《施今墨临床经验集》,同年吕景山编辑的《施今墨对药临床经验集》由山西人民出版社出版。

施今墨先生哲嗣:施稚墨 施如瑜 施小墨

施今墨先生传人:魏舒和 祝谌予 李介鸣 张遂初 董德懋 胡荫培 李辅仁 李德衔 刘韵远 翟济生 丁鸣九 赵松泉 周燕麟 王大经 索延昌 郭楚芳 哈荔田 袁家玑 何世英 顾小痴 刘贵权 孙 合 裘缉荣 王少峰 史道生 施继宗

参考文献

[1] 王康久.北京卫生志[M].北京:北京科学技术出版社,2001:586-587.

[2] 黄树则.中国现代名医传[M].北京:科学普及出版社,1985:63-68.

[3] 李云.中医人名辞典[M].北京:国际文化出版公司,1988.

[4] 李经纬.中医人物辞典[M].上海:上海辞书出版社,1988:467.

[5] 韩光,张宇舟.中国当代医学家荟萃[M].长春:吉林科学技术出版社,1989:426-428.

[6] 何时希,中国历代医家传录[M].北京:人民卫生出版社,1991:530.

[7] 中国中医研究院.中医大辞典[M].北京:人民卫生出版社,1995:812.

[8] 祝谌予.回忆施今墨先生[J].浙江中医杂志,1981(3):138-139.

[9] 孟昭威.忆施今墨先生[J].安徽中医杂志,1983(3):1-2.

［10］施小墨,张秀琴.卓越的医学教育家施今墨先生［J］.国医论坛,1986（4）:12-15.

［11］万毅刚.一代名医施今墨［J］.大众中医药,1992（1）:24-25.

［12］吴中云.施今墨与华北国医学院［J］.中医文献杂志,1995（2）:28.

［13］李定国.施今墨弃政从医轶事［J］.大众中医药,1996（2）:54-55.

［14］索延昌.京城国医谱［M］.北京:中国医药科技出版社,2000:54-57.

（佘　靖　刘红旭　张海滨）

第二节　施今墨教育思想研究

施今墨先生,于1932年创办华北国医学院。该院以研究整理中国医学,培养医学人才,更新国医教育,适应社会需要为办学宗旨。学制4年,课程以中医为主,中西兼授,融会贯通,至1950年停办。共招生16班,毕业生多达347人,继承和发扬了中国医学文化遗产,培养了大量高级中医人才,对中医高等教育进行了有益的探索和实践。

一、以师授为主,力创中医高教的新模式

二十年代末期,正值中医危难之际,当时北京名医以萧龙友、孔伯华、施今墨为首,深虑中医后继无人乏术,深感"非振兴中医,不足以生存"。1930年共倡创办"北平医药学校",翌年改名"北平国医学院"。萧龙友任院长,孔伯华、施今墨任副院长。1932年春,施今墨等创立华北国医学院。在中央国医馆立案,施今墨任院长,陈宜诚任董事长。1933年秋成立附属诊所,为实习基地。

中央国医馆（1930年）的宗旨为"采用科学方法整理中国医药,改善疗病及制药方法",对施今墨影响很大,他深信兴学办院是振兴中医的根本措施,"故（我）敢断言中医之生命,不在外人,不在官府,而在学术也,学术之成否,当然在乎学校……"

学员高中毕业或具备同等学力,经考试合格才能入学,学制"暂设医科定四年毕业"。面向社会招生,毕业后又服务于社会,在中医教育史上可谓开放式的创新模式。

学院具有完整的规章制度,制定统一的教学计划,编写各科教材。

教师队伍人才济济,如曹养舟先生,任教时年已八旬,文学修养很深,他讲授《内经》《伤寒》《金匮》多年,对中医经典著作的条文作了卓有见地的解释,而且强调"不可读死书,要有所发挥"。

教师队伍还包括四川著名学者刘廷衡,清末举人周介人、计暗修,以及当时名医瞿文楼、赵锡武、朱壶山、杨淑澄、王仲吉、邱宗山、陈宜诚等。

药学有方伯屏、顾膺陀、王药雨,外科有赵炳南、段馥亭等,医学史有刘砥中。

针灸有吴彩臣、夏禹臣、牛泽华。

推拿按摩有曹锡珍等。

西医教师,多为北大医学院等讲师兼任。

从其学制、学程、课程设置、师资队伍、教学计划等方面,自创立时起逐年发展,十几年来已经成为一所民办、正规化的中医高等教育学府。

追溯中医教育的历史,历来是以师徒传授为主,发端于南北朝(刘宋、北魏),形成完善于隋唐时期,南北朝时期刘宋元嘉二十年,开设教育机构,至隋朝开始设太医署,直到明、清时代太医院,也都是为帝王将相、王室贵族服务的封闭式医学教育。

19世纪60年代,清政府为了"自强求富"开展"洋务运动",主张学习西方科学技术,提倡"新教育",开始建立起新式学校。1912年北京成立医学专门学校(北京大学医学院前身),1921年北京协和医学院、中法大学医学院先后成立。这些医学教育机构的建立,对于施氏办学也有极大的影响。

从华北国医学院的办学宗旨来看,充分体现了他是在传统中医教育的基础上,吸取近代高等教育的模式和教育思想"创新而不离宗",仍以师授传承为主,创立了社会性、开放式中医高等教育的新模式。

二、以德治教,德才兼备的育人目标

施先生原名毓黔,"习医之后更名今墨,旨在医德上要以墨子兼爱精神,救死扶伤,医术上奋进,欲为当今医学之绳墨",施先生自律与育人,在办院治学上也充分体现了他的"今墨"精神,"医戒十二条"(见前述)即可窥见一斑。其十二条戒文中,明确告诫医德的有五条,医德与医术合并共戒者三条,单独医术告诫者四条。综观医戒全貌,短短十二条戒文,充分体现了医者要以人道为怀,视名利为泥土,救死扶伤,治病救人,一心为解除病人痛苦为本务;树立笃实诚挚、技艺求精的进取精神,敬爱同道披肝沥胆的胸怀,和利济病人视若亲朋的情感。

三、以中医为主,中西兼授的教学内容

19世纪60年代,随着"西学东渐"之势,在政治文化思想领域里,萌发了"中学为体,西学为用"的思潮。即是在突出中学的主体地位和精神价值

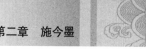

的前提下,承认西学的辅助作用和物质价值,从而形成一个以中学为主导,中西兼容的文化结构。

随着西洋医学的传入,也促进了中西汇通医家的思想方法。20世纪30年代前后,北京已有3个西医高等院校成立,西医医院、诊所业已应诊多年,以及当时人们对西医西药治疗的依赖和社会需求,对于施先生的教育思想影响也很大。

在办院方针上,要"以科学方法整理中医,培植专门人才,决不拘泥成法,故步自封,唯一宗旨,希望阐明先哲之遗言,借助新医之实验,为人群造福"。

在教学计划和课程设置上以中医为主,同时增设西医基础内容,开创了以中医为主,中西兼授,融会贯通的中医高等教育创新模式。

这种新思路在教师中也得到广泛支持,如杨叔澄说:对于西医"不可存门户之心,或有轻视之念,当于课业之暇,讲明而应用之,以补中医所未备,盖医学志在救国民之疾苦,不当故步自封,以自限其进展也"。

在教师队伍建设上,集中当时的名医耆宿,以及具有革新思想的中医学家,团结中西医,精诚笃志兴医办学。学院所聘请的西医教师也都具有较高的水平,而且热心于中医教育。

如陈公素先生,在讲授传染病学时,对于中西有关论点相互印证,使学生们的思路比较清楚;讲授生理解剖的韩宏厚;细菌学、诊断学的安伯论;内科学的李仲美;妇产科的王如皋;眼耳鼻喉科的张瑞琪、法医学的施如伯、救护学的徐政等,多为北京大学医学院的讲师。姜泗长教授也曾担任过西医课程。担任德文课的陆冈纪;日文课的黄济国、樊哲民等学术水平均很高。

经过几十年的实践,华北国医学院的毕业生们一致认为:"在以中医为主的教学中,讲些西医知识,非但不会影响中医的特色,反而对于临床治疗和科学研究有很大的帮助。"

从课程设置上:中医课程有《中国医学史》《医学大意》《内经》《难经》《伤寒》《金匮》《温病》《诸病源候论》,本草、处方、脉学、辨证论治、医案学,以及内、外、妇、儿、针灸、骨按、眼耳鼻喉、皮肤花柳科等。

西医课程有:生理卫生、解剖学、病理学、细菌学、药理学、诊断学、传染病学、法医学,内、外、妇、儿等临床各科。此外还设有国文、日文、德文等课程。

在实验课方面参加北大医学院的生理病理幻灯教学、尸体解剖等。

根据当时收集到的 200 多份资料以及部分教学大纲进行测算,中西医的比例大致为 7:3。同时还编写了一套完整的中、西医教材。

在教材的撰写上,也有大胆尝试,例如《急性传染病讲义》以西医病名为主,在疗法上详述中药的内容。也有的以西医病种为题目,而后详述中医的理、法、方、药,以切实用,开辟了编写中西医结合教材之先河。

从课程设置、教师配置、教材编撰上,可以视为北京中医高等教育史上的创举。

姜泗长教授在 1982 年施今墨先生诞辰一百年纪念会上曾说过:"五十年前,施先生就提倡中西医结合,在艰苦条件下,兴办教育,实在是难能可贵。"

四、以理论为主,理论联系实际的教学方法

在教学方法上仍以课堂讲授为主,继承了师授传承的模式,面对学员集体进行讲授。教师们深知教材是教学质量的保证,他们认真编写各科教材。对中医的理论不仅做了系统的整理,而且联系临床实际,去粗取精,进行提高和发挥。

例如王仲喆编写的《幼科讲义》特点是"撷其精华,期切实用,取其长而弃其短,矫其偏而救其弊,不失保赤之旨"。

同时也尽可能地采用各家之长,如杨叔澄在《伤寒折衷》序中说:"采诸家之说著为通论……至于本论则分节注释,扶择诸贤之精华,以期臻于至当。"所编写的教材,往往把自己的多年心得体会写进去,实用性很强。

在课程设置中还开设《医案学》,对历代名医案例进行分析,为临床实践打下基础,也是理论联系实际,和临床辨证思维的基础训练。

在教学安排上,首先对于中医基础理论十分重视,强调只有"树其根基"才能学好临床课的观点。对于西医的基础课,不但有课堂讲授,而且还有实验课。

第四学年开始边讲课边实习,施先生不但自己开设个人诊所,而且还到学院门诊带领同学们临诊实习,他在门诊时不但详细向同学们讲解病情、辨证要点和用药特点等,在中午门诊结束后,还要把同学们集中起来,对重点病例进行系统的讲解,理论与实践密切结合。

在临床课中不仅重视内、外、妇、儿等主科,对于骨伤科、针灸、五官、皮肤科也很重视,使之在毕业时具备全科医师的知识结构。

总之,施今墨在教育思想上继承之中有所发挥、遵循之中有所创新、发

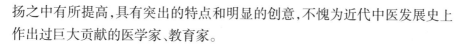

扬之中有所提高,具有突出的特点和明显的创意,不愧为近代中医发展史上作出过巨大贡献的医学家、教育家。

（高益民）

第三节　施今墨学术思想相关文献初析
（1949—1999）

我们对新中国成立50年来医学期刊中反映施今墨学术思想的相关期刊文献,作了初步的总结与分析。

一、方法

所有文献通过北京中医药大学图书馆,国家中医药管理局中国中医药文献检索中心《中医药文献数据库》《中医药报刊文献数据库》及《中国生物文献数据库》,中国人民解放军医学图书馆《中国生物医学文献数据库》及《中文生物医学期刊数据库》检索获得。检索式为所有文献数据库中在文题、作者、文摘及文章中出现施今墨姓名的文献,文献检索起止年代为1949—1999年。

二、结果

共检索出1949—1999年50年间医学期刊中与施今墨先生相关的期刊文献62篇,其中施今墨先生本人亲著7篇,家人、学生及其他学习施今墨先生学术思想及临床经验作者文章55篇。

对施今墨先生相关文献进行分析,内容包括生平、学术思想、临床经验、基础研究、医案、书评、政论、科普及各种相关消息,其中阐述名医学术思想、学习名医临床经验、研究以及名医医案文章占62.9%（n=39）。详见表2-2-1。

表 2-2-1　施今墨相关文献内容分析

	生平	学术思想	临床经验	临床研究	医案	科普	政论	其他	合计
文献数（篇）	13	13	19	5	2	2	2	6	62
百分比	21.0%	21.0%	30.6%	8.1%	3.2%	3.2%	3.2%	9.7%	100%

分析施今墨相关文章发表的期刊,《中医杂志》《中国中西医结合杂志》《中国医药学报》3 种主要的全国性中医学术杂志 14 篇,4 所中医药大学学报 6 篇,《北京中医》2 篇,共涉及 19 个省市的 33 种中医杂志及其他相关医学杂志。

对所发表文章年代进行分析:20 世纪 50 年代 8 篇;1960—1980 年间文章检索数为零,考虑与"文革"期间大量期刊中断发行有关;20 世纪 80 年代 34 篇;20 世纪 90 年代 20 篇。显示施今墨学术思想相关的文章主要集中在 20 世纪 80 年代。

三、分析

施今墨先生早年从政,1921 年弃政从医,悬壶京城。施今墨先生长期从事中医临床工作,十分重视中医的理论研究,同时积极推进中医教育,大力倡导中西医结合,他创办的华北国医学院于新中国成立前后的 35 年中培养了大批中医高级人才。因此,施今墨老先生在中医界具有很高的声望。新中国成立后施今墨先生年事已高,故亲自撰写学术文章较少;但是,其诸多弟子、学生则成为国内著名的中医专家,他们学习老师的临床经验、继承老师的学术思想,撰写了大量学术论文。从表 2-2-1 可以看出,新中国成立后 50 年间与施今墨先生相关的文章有 62 篇,学术论文占 62.9%,提示施今墨先生的学术思想在新中国成立以后的中医药学界有着重要的影响,为中医药学的继承与发展起了积极的促进作用。

分析学术论文类型,其中临床经验、临床研究以及医案 26 篇,占 42%,是施今墨学术思想相关文献的主要内容。说明施今墨先生长期从事中医临床实践,具有丰富的临床经验供后人学习、借鉴。其次,专门论述施今墨中医学术思想的论文有 21 篇,占 21%,是文献中的重要组成部分。从文章内容可以看出,施今墨先生不但具有丰富的临床实践经验,而且具有深厚的中医理论基础,他熟读中医典籍,如《内经》《伤寒论》《金匮要略》以及《张氏医通》《赤水玄珠》等。在学习与实践中施今墨先生不断地总结与创新,形成了独特的学术思想。在辨证时重视气血,强调八纲辨证与气血辨证相结合。治疗内伤杂病重视后天脾胃,寒热虚实之外尤其强调升降;对外感时病则认为"内有蕴热,易招外邪",故而创立三清七解、七清三解等法。而在选方用药上善于将多个方剂的方意按君臣佐使配伍组方,尤擅长应用对药。施今墨先生不但是著名的中医临床家,也是著名的中医理论家。

施今墨先生主张规范中医标准,倡导中西医结合、促进中医革新。在文章中他提出"祖国医学诚然是几千年的经验积累,但经验达到一定程度就要提高到理论,再由理论返转回来以指导实践,如此循环不断,推陈出新,因而历代都在不断地进步和发展"。施今墨先生在临床实践中,继承不泥古,发扬不离宗。正是因为施今墨先生正确地把握了继承与发展的关系,才形成了本人独特的学术思想风格;为广大人民群众解除病痛,丰富了中医药学的伟大宝库。施今墨先生是当之无愧的中医革新家。

从有关施今墨生平方面的文章可以看出,施今墨先生生平中为中医事业所作的最重要的贡献之一就是大力促进中医教育。他于1932年创办的华北国医学院,一直延续到新中国成立后的1950年,其间共招收20班学员。学校制定了一套比较完整的规章制度,学制定为4年,建立了一支质量较高的中西医教师队伍,培养了一大批中医高级人才。施今墨相关文章的作者,很多曾是施今墨先生所创华北国医学院的学生;他们毕业后在全国各地从事中医工作,成为当地中医的重要力量。施今墨先生是一位著名的中医教育家。

在新中国成立初期施今墨先生亲著的7篇文章中,有2篇政论性文章,强调弘扬祖国医学遗产;另有2篇科普教育性文章,介绍健康的饮食方式和生活习惯。施今墨先生早年从政,后弃政从医,曾为反对国民党政府废止中医的命令而多方奔走。新中国成立后又积极参加中国人民政治协商会议,参政议政,为中医学的发展与中西医学的贯通而努力。同时,他运用中医理论,倡导科学的饮食习惯与健康的生活方式,努力提高人民的健康水平。因此,施今墨不但是著名的中医临床家,理论家、革新家、教育家,也是著名的中医社会活动家。

施今墨先生祖籍浙江萧山,悬壶京城,足迹遍布华北及江浙地区,其弟子更是桃李满天下。从统计可以看出,施今墨先生相关文献除在北京中医杂志发表2篇外,在《中医杂志》《中国中西医结合杂志》《中国医药学报》等全国性学术杂志发表14篇,各地中医药大学学报发表6篇,其他十九种省市级中医药杂志上发表了33篇。可以看出,施今墨先生在中医界影响,不仅仅限于北京地区。他的学术思想在全国范围内有着广泛的影响。

与施今墨中医相关文献发表的时间主要集中在20世纪80年代。分析原因,新中国成立初期,医学期刊相对较少,故期刊文献不多。60年代至70年代正值"文革"时期,多数医学期刊停刊,学术活动被迫中断,因此没有文章刊出。20世纪80年代是改革开放的第一个十年,也是祖国医学学术空前繁荣的十年。因此,20世纪80年代施今墨相关文献占新中国成立以来总和的54.8%。进入20世纪90年代,一方面现代科学与现代医学飞速发展,中医学更加注重与先进的科学技术接轨;另一方面,年轻一代中医与施今墨老先生生活的年代渐渐拉开了距离,因而与施今墨老先生相关的期刊文献呈现下降趋势。这提示我们,应该重新重视并加快速度总结前辈丰富的临床经验,继承与发扬著名老中医的学术思想,促进中医学术的发展。

(佘 靖 刘红旭 张海滨)

第四节 施今墨学术思想相关文献初析
(2000—2021)

我们对近 20 年来医学期刊中反映施今墨学术思想的相关期刊文献,作了初步的总结与分析。

一、方法

计算机检索中国知网(CNKI)、万方数据库、维普中文科技期刊数据库(VIP)。检索式为所有文献数据库中在文题、作者、摘要及文章中出现施今墨姓名的文献。检索时限为:2000 年 1 月 1 日—2021 年 12 月 31 日。最后,将检索到的文献进行合并,去除重复文献,并进一步整理分析各文献的研究内容、发表年份、期刊类型等,去除与主题无明显相关性的文献。

二、结果

中国知网(CNKI)共检索出施今墨相关文献 214 篇;万方数据库共检索出 432 篇;维普中文科技期刊数据库(VIP)共检索出 199 篇,共计 845 篇,其中重复性文献 299 篇,与主题无明显相关性文献 272 篇,经分析合并,去除重复和与主题无明显相关性文献,最终获得文献 274 篇。

对施今墨先生相关文献进行分析,内容包括生平、学术思想、临床经验、基础研究、医案、书评、政论、科普及各种相关信息,其中阐述名医学术思想及经验的文章占 85.0%(见表 2-2-2)。

表 2-2-2 施今墨相关文献内容分析

	生平	学术思想	临床经验	临床研究	医案	科普	政论	其他	合计
文献数(篇)	35	17	94	40	47	4	7	30	274
百分比	12.8%	6.2%	34.3%	14.6%	17.1%	1.5%	2.6%	10.9%	100%

分析施今墨先生相关文章发表的期刊,《中医杂志》《中国中西医结合杂志》《中国医药学报》等全国性中医杂志121篇,《北京中医》《甘肃中医》《山西中医》《河南中医》等省市中医杂志52篇;《北京中医药大学学报》《山东中医药大学学报》等中医院校学报30篇;各类学术会议论文18篇;其他养生保健类期刊53篇;共涉及17个省市的40多种中医杂志及其他相关医学期刊。

对所发表文章年代进行分析:以5年为一个时间段,2000—2004年共42篇;2005—2009年共88篇;2010—2014年共70篇;2015—2019年共50篇;2020—2021年共24篇。

三、分析

1. 擅用对药,相互为用,互制其短　施今墨先生桃李满天下,其学术思想被后学者广为继承发扬。近20年相关文献中阐述施今墨先生临床经验及临床研究的文章多达134篇,占48.9%,其中关于对药的应用研究文献最多,有52篇,占38.8%。施氏对药有源于经方者,有源于时方者,有施氏独创者,被中医界誉为"名方中的名方",后世医家整理施老对药著有《施今墨对药》《施今墨临床常用药物配伍经验集》,颇受同道喜爱,广为流传。施老临床经验的核心就是对药,其组成法则即"一阴一阳""一脏一腑""一气一血""一寒一热""一升一降""表里兼顾""虚实合参",配伍巧妙,疗效卓著,体现了开阖相济、动静相随、升降相乘、正反相佐的用药思路,将中医"阴平阳秘""以平为期"的博大智慧表现得淋漓尽致。后世学者将施氏对药广泛应用于临床实践,并进行疗效观察、研究,尤其是在治疗2型糖尿病、脾胃病、儿童哮喘、失眠证等疾病时应用较多,且效果显著。

2. 倡导中西医结合,中西医并重　施今墨先生是最早倡导中西医结合的中医学家之一。施老长期从事中医临床工作,并积极提倡中西医结合。文献中有5篇文章阐述了施今墨先生的中西医结合理论。他提出"中医之改进方法,舍借用西医之病理生理,以互相佐证,实无别途"。施今墨先生认为,疗效是检验医学理论是否正确的标准,学术是无国界、无中西之分的。既然中医、西医都能治好病,就都存在着科学性,也就同样应给予重视。他一直努力把中医辨证与西医辨病有机结合起来,20世纪30年代即把西医病名引入中医学领域;设立中西医院,利用现代诊疗仪器进行中医辨证。在临床实践中,施今墨先生积极推进中西医学交流,为中西医结合工作作出了巨大贡献。他对自己的评价:"我本是中医的革新者,具有改革中医方案的整套计划者。"

3. 重视中医教育事业,大力培养中医人才 从 35 篇有关施今墨先生生平的文章可以看出,他为促进中医教育事业作出了巨大贡献。他于 1932 年创办的华北国医学院,历时 18 年,施今墨先生一直担任院长,实践着施氏教育的思想,培养了一大批中医高级人才。他深信兴学办院是振兴中医的根本措施,"故敢断言中医之生命,不在外人,不在官府,而在学术也,学术之成否,当然在乎学校"。他主张面向社会招生,培养的学员毕业后则服务于社会,在中医教育史上可谓开放式的创新模式。施今墨先生堪称当之无愧的中医教育家。

4. 理论教育与医德教育并重 施今墨先生不仅重视中医理论教育,更加注重医德教育。文献中有 11 篇文章阐述施今墨先生重视医德教育。他提出的"医戒十二条"中第一条明确提出"医之为业,为人而非为己也,故不可耽安逸,不可邀名利,但以救人为本务,除保存人之性命,治疗人之疾病,解除人之痛苦外,更无所事事"。指出身为医生就要以人道为怀,不能图安逸、邀名利,更不能嫌贫爱富,要以解除病人痛苦为己任,对病人一视同仁。施今墨先生身体力行,以其精湛的医术和济世救人的高尚医德影响、教育学生。他告诫学生做良医必先做人,要有高尚的品质修养和精湛的医术,才能更好地服务于患者。作为医生既要尊敬同道又要实事求是,他指出"病人信托之医而窃商诸他医,未知,慎勿与闻,然设明知其误治,亦不得漠视不言"。1969 年施今墨先生重病中预立遗嘱,将遗体捐献给医学事业,是中国医学史上第一位自愿将遗体献给医学事业的中医学家。

5. 医术精湛,悬壶济世,桃李满天下 施今墨先生祖籍浙江萧山,悬壶京城,足迹遍布华北及江浙地区,其弟子众多,可谓桃李满天下。从近 20 余年文献数据统计可以看出,施今墨先生相关文献除在《北京中医》杂志发表 10 篇外,在《中医杂志》《中国中西医结合杂志》《中国医药学报》等全国性学术杂志发表 121 篇,各地中医药大学学报发表 30 篇,各类学术会议论文 18 篇;其他养生保健类期刊 53 篇;共涉及 17 个省市的 40 多种中医杂志及其他相关医学期刊。可以看出,施今墨先生在中医界的影响,不仅仅限于北京地区,他的学术思想在全国范围内都有着广泛的影响。

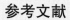
参考文献

［1］吕景山.施今墨对药研究［J］.山西中医,2008,3(24):31-34.

［2］佘靖,刘红旭.北京四大名医与中西医结合［J］.中国中西医结合杂志,2001,11(21):803-805.

［3］徐江雁.衷中参西,理真术效:记"北京四大名医"之一施今墨［J］.北京中医药.2006,6(25):331-335.

［4］高益民.施今墨先生"医戒十二条"评介［J］.北京中医药.2010,3(29):186.

（韩偎偎 李爱勇 佘 靖 刘红旭）

第三章　汪逢春

第一节　汪逢春生平传略

汪逢春,名朝甲,字凤椿,江苏苏州人。关于汪逢春的出生年代,有多种文献记载。《中国现代名中医医案精华》《中医人物辞典》《中国当代医学家荟萃》《京城国医谱》所载生卒年为 1882—1948 年,《中国中医名人辞典》与《中国现代名医传》所载生卒年为 1884—1949 年,《中医大辞典》则记为 1887—1948 年。吴中云先生曾经考证,根据《泊庐医案》所提"壮岁游京",如汪逢春 1910 年来京,其生年为 1882 年较可信。我们检索新中国成立以来医学期刊中介绍汪逢春先生医案的文章,以赵绍琴先生所著最多,赵绍琴先生 1937—1940 年期间一直随汪逢春学习,对汪逢春先生了解应较详尽。在赵绍琴先生文章中提及汪逢春的生卒年龄,均为 1882—1948 年。汪逢春先生早年情况文献报道不多,仅从《泊庐医案》序中可知,汪逢春出身吴门望族,受业于吴中名医艾步蟾老先生,勤学苦读,毅力过人,善书能文。壮岁来京,悬壶京都大约 40 余年(多数文章所述悬壶京城 50 载,应为虚数)。

汪逢春先生热心中医事业,1938 年成立北京国医职业公会,先生当选为公会会长,同时筹备《北京医药月刊》。1939 年 1 月《北京医药月刊》创刊,汪逢春先生自任主编,亲自执笔,为该刊撰文。该刊是当时国内较早的医学月刊。

汪逢春先生注重中医人才的培养,提倡在职教育。1942 年在北京天安门内侧朝房创办国药会馆讲习班,瞿文楼、赵树屏、杨叔澄等曾为主讲教师,郭士魁、王鸿士等现代名医曾是当时讲习班的学员。

汪逢春先生勤于临诊,应诊时门庭若市,疗效有口皆碑。但是先生从不张扬自己,坚决反对为自己出诊做广告。对学生严格要求,常指导学生去西鹤年堂看标本,到洼台看锯鹿茸。在西河沿应诊时,每逢初一、十五停诊,与学生讨论病例。对有些已经取得行医执照的学生,仍不许其挂牌行医,仔细观察直至医术成熟。

据谢海洲先生介绍,汪逢春先生爱国忧民,曾与庞敦敏(细菌学家)、韩世昌(昆曲学者)组织诗文酒会,定期举行活动,交流时事。1929年汪逢春先生参与反对国民党政府取缔中医案的斗争,就是以这种形式发起的。

汪逢春先生一生信佛,每天五时起床,打坐读经,饮食定量,作息有序。他平时严于律己,应诊之余,勤于读书,虽忙不乱。临终前正在打坐,"一笑而逝",毫无痛苦。一生收藏书籍归汉文阁收藏,字画收存于故宫博物院。

汪逢春先生生前有《中医病理学》(北京医学讲习所铅印本,1942年)、《今冬风温症之我见,愿与诸同人商榷之》(北京医药月刊第二期,1939年2月)、《猩红热与痧疹之分辨》(上刊同年第四期,1939年4月)、《为本市小儿科专家谨陈刍言希鉴纳之》(上刊同年第五期,1939年5月)等著作文章。其弟子谢子衡等手辑,华北国医学院铅印本(1941年)《泊庐医案》可以反映汪逢春先生的学术思想和医疗经验。

汪逢春先生一生最大憾事,是未能像四大名医中的另外三位,亲身经历新中国建立以后中医事业的兴旺发达。

汪逢春先生主要传人:吴兆祥　李鼎铭　谢子衡　赵绍琴　张百塘　秦厚生　李建昌　李君楚　刘珊亭　王植楷　赵志权　冯仰曾　任冠民　李辰生　刘　琪　于传言　孙云生　孙义云　刘　琛　苏宝诚　金受申　尤华云　吴拱贤　王禄坤　薛成武　岳中谦　岳龙璞　张少仲　赵维伯　刘明言

参考文献

[1]王康久.北京卫生志[M].北京:北京科学技术出版社,2001:586-587.

[2]黄树则.中国现代名医传[M].北京:科学普及出版社,1985:69-75.

[3]李云.中医人名辞典[M].北京:国际文化出版公司,1988:410.

[4]中国中医研究院中国医史文献研究所.中医人物词典[M].上海:上海辞书出版社,1988:287.

[5]韩光,张宇舟.中国当代医学家荟萃[M].长春:吉林科学技术出版社,1989:430-432.

[6]中国中医研究院.中医大辞典[M].北京:人民卫生出版社,1995:134.

[7]赵绍琴.勤奋读书　不断实践:兼忆瞿文楼、韩一斋、汪逢春先生[J].山东中医学院学报,1982(4):4-11.

[8]赵绍琴.汪逢春[J].中国医药学报,1986,1(2):118-119.

[9]吴中云.汪逢春生平年代考[J].中华医史杂志,1999(4):41-42.

[10]索延昌.京城国医谱[M].北京:中国医药科技出版社,2000:81-85.

（佘　靖　刘红旭　张海滨）

第二节 汪逢春相关文献计量学分析（1949—2019）

本文运用文献计量学方法对有关汪逢春的医学文献进行总结与分析，意在为后续其学术思想研究提供参考。

一、资料与方法

1. 文献来源与检索策略　对中国知网、万方数据库、维普数据库进行检索；学科领域限定为"医药卫生"；检索式为 SU="汪逢春" OR KY="汪逢春" OR TI="汪逢春" OR AB="汪逢春" OR AU="汪逢春"，均选择"中英文扩展""模糊"选项；检索时间为数据库建库至 2019 年 8 月 10 日。

2. 文献筛选方法与排除标准　以上述检索方法于中国知网检索出文献76 篇、万方数据库 38 篇、维普数据库 52 篇，共计 166 篇文献，将文献题录导入 Note Express 软件（3.2.0.7276 版本）中独立建成数据库，数据不全者查找原始数据库补充相关信息，应用软件查重功能筛选到重复文献 72 篇，通过阅读文献题目和摘要，排除与主题明显无关的文献 39 篇，最终获得有效文献 55 篇。

3. 文献分析方法　应用 Note Express 软件内部功能，对年发文量、文献类型、期刊来源、核心作者信息、关键词等数据信息进行整合并做描述性统计分析。

二、结果

1. 文献年发文量分布及趋势　有关汪逢春的医学文献年发文数量较少，总体呈缓慢上升趋势，三大数据库记录最早发表时间为 1980 年，2003—2012 年处于相对活跃阶段，于 2012 年达到高峰，为 7 篇。近五年发文数量对比前十五年略有下降。

2. 文献类型情况　搜索到的 55 篇有效文献中，期刊文章数量最多，共44 篇，所占百分比为 80.00%，学位论文其次，共 7 篇，占总量的 12.73%，其余为会议论文集和报纸文章等。详见表 2-3-1。

3. 文献来源期刊分布情况　55 篇文献分布于 35 种期刊，除外 20% 为学位论文或会议论文而无所属期刊的文献，载文量最多的期刊为《北京中医》，刊文 5 篇；其次为《中医杂志》《中医文献杂志》，均刊文 3 篇；《健康必读》刊文 2 篇；余期刊均刊文 1 篇。

表 2-3-1　文献类型分布

文献类型	文献数（篇）	百分比
期刊文章	44	80.00%
学位论文	7	12.73%
会议论文集	3	5.46%
报纸文章	1	1.82%
总计	55	100%

4. 发文两篇及以上的作者发文数量　除去未署名的 3 篇文献的作者，包含文献可查到的全部作者，共有 69 人。其中发表 6 篇文献的共 3 人，发表 3 篇文献的共 2 人，发表 2 篇文献的共 8 人，发表 1 篇文献的共 56 人，不符合洛特卡定律。根据普赖斯定律核心作者计算公式：$N=0.749 \times (Nmax)^{1/2}$，得出 N=1.83，取整数 2，统计发文量为 2 篇及以上的作者共 13 人，参与发表文章 24 篇，占文献总量的 48.15%，大致符合普赖斯定律，提示其有很大可能为相关核心作者，详见表 2-3-2。

表 2-3-2　发文 2 篇及以上作者相关信息

作者	作者单位	发表篇数（篇）	所占百分比
彭建中	北京中医药大学	6	6.00%
孙晓光	北京中医药大学	6	6.00%
赵 艳	北京中医药大学	6	6.00%
李 岩	北京中医药大学	3	3.00%
刘红旭	首都医科大学附属北京中医医院	3	3.00%
赵绍琴	北京中医学院	2	3.00%
陈腾飞	首都医科大学附属北京中医医院	2	2.00%
崔锡章	首都医科大学	2	2.00%
董泽宏	中国中医研究院	2	2.00%
高益民	首都医科大学中医药学院	2	2.00%
刘 平	首都医科大学	2	2.00%
张仕玉	咸宁麻塘风湿病专科医院	2	2.00%
赵伟琦	首都医科大学	2	2.00%

三、讨论

1. 文献数量概况　据本研究统计所示,中国知网、万方及维普数据库获得文献总数较少,其中并未获得汪逢春先生本人所著文章或发表文献,其原因可能为此三种电子数据库建库较晚,而未载录新中国成立前及新中国成立初期相关文献,搜索文献时为提高准确度将学科领域选定"医药卫生",也使一部分文献因学科范围定义差异而未被纳入,使数据在一定程度上存在部分脱失及偏差。可搜索到有关汪逢春学术思想的文献最早出现于1980年,与20世纪80年代中医学学术开始繁荣可能相关,从年发表量趋势可看出对于汪逢春学术思想的研究热度总体处于上升趋势,2003—2012年较为活跃,但近5年有下降趋势,提示应加大对于近现代名中医的研究力度,近代名老中医流传的学术思想和宝贵经验应受到相关学者重视,利用现代网络和科学技术深挖其内容,使其学术思想得到进一步继承和发展。

2. 基本信息分析　55篇文献中期刊文章占比达到80.00%,55篇文献刊载于35种期刊上,期刊分布较为分散,载文量最多的期刊为《北京中医》,存在明显地域特征,表明汪逢春学术思想在北京地区的影响较为深远。35种期刊中核心期刊仅8种(22.86%),共刊文14篇(25.45%),核心期刊种类不多且发文量较少,有关汪逢春学术思想的关注度及文献质量均有待提高,这可能与中医学术思想方面文章类型及内容的局限性相关。

四、小结

汪逢春作为京城四大名医之一,在时令病及肠胃病方面颇具造诣,且在中西医结合及中医学教育事业方面曾作出巨大贡献,本文通过对汪逢春相关文献的整理和分析,发现在研究深度和内容上还有许多可以深入之处,继承和发扬名老中医学术思想是我们现代中医人义不容辞的责任,有关学者应予以重视,并利用现代技术将其精华不断提炼,使中医药这座宝库得以最大化应用。

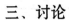

参考文献

[1] 赵绍琴. 汪逢春[J]. 中国医药学报,1986,1(2):54-55.
[2] 赵绍琴. 勤奋读书　不断实践:兼忆瞿文楼、韩一斋、汪逢春先生[J]. 山东中医学院学报,1982(4):4-11.
[3] 百年北京中医(节选)[J]. 首都医药,2010,17(19):57.

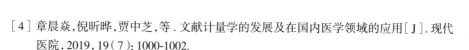

［4］章晨焱,倪昕晔,贾中芝,等.文献计量学的发展及在国内医学领域的应用［J］.现代医院,2019,19（7）:1000-1002.

［5］M MANTHIRAMOORTHI, R R SARAVANAKUMAR, A THIRUMAGAL. Lotka's law and pattern of author productivity of information literacy research output［J］. Library Philosophy and Practice, 2019: 1-8.

［6］余靖,刘红旭,赵文景.建国以来北京四大名医学术思想相关期刊文献分析［J］.中医杂志,2003（3）:226.

［7］陈腾飞,王晓鹏,刘清泉.北京四大名医成长历程之共性研究［J］.中医杂志,2018,59（22）:1973-1976.

（娄　妍　刘红旭　来晓磊）

第三节　读《泊庐医案》悟汪公医术

一、治湿强调"宣畅气机"

汪老先生诊疾论病,循规前贤,应乎气候方土秉质,尤擅长治疗湿温病。其临证强调清热与化湿兼顾,细酌湿偏重还是热偏重而用药,同时结合脉、舌、色、症互参施治及三焦辨证法拟方用药,取效颇佳。此外,汪老先生诊治湿温病,总以"宣畅气机"为首务,认为:"治湿热病必先祛其湿,祛湿之法必先调畅气机,调气之法必先宣肺矣!",故综览《泊庐医案》湿温病篇里之用药,得知汪老先生善以厚朴、苦杏仁、枳壳、白蒺藜等药调畅气机。厚朴,苦、辛,性温,入脾、胃、肺、大肠经,善行气消痰化湿;杏仁,苦、辛,性温,入肺、大肠经,善宣利肺气;白蒺藜,苦、辛,性温,入肝、肺经,其功用如《本草便读》所言:"白蒺藜,善行善破,专入肺、肝,宣肺之滞,疏肝之瘀……";《名医别录》中云其能:"主……咳逆伤肺……下气";《罗氏会约医镜》又云其有"泻肺气"之功。上三味药皆入肺经,其味均苦、辛,而辛能宣,苦可降,遂使肺的宣发肃降功能正常,气机得以调畅,湿邪也随之而除。由此可知,汪老先生临床治疗湿温病,总以"宣畅气机"为首务。

二、重视调燮后天脾胃

汪老先生十分重视调护脾胃。他认为"脾胃为人之主,脾胃和一疾不生,伤则百病生焉";而"善治病者,惟在于脾胃"。因此,诊治诸疴,始终不离脾胃,也总以顾护脾胃为先、燮理脾胃阴阳为旨。先生于时令病、胃肠病审其虚实寒热,辨证细腻,立法严谨,组方灵活,用药轻灵。常用淡附片、淡吴茱萸、淡干姜、鲜煨姜、紫油肉桂以温中；党参、薏苡仁、炙草、连皮苓、红枣、北秫米、陈廪米、建莲肉等补益脾气、脾阴；焦苍术、川厚朴以燥湿健脾；木香、枳壳、新会皮、香橼皮、玫瑰花、鲜藿香、鲜佩兰芳香化浊以疏肝理气和胃；砂仁、白蔻仁以醒脾开胃；生熟谷麦芽、槟榔、范志曲、鸡内金、山楂炭、焦三仙等化滞和中；还常喜用成药，如保和丸、香砂六君子丸、香砂枳术丸、香砂平胃丸、越鞠保和丸入汤剂同煎，以加强疗效。其单位用量在一至三钱之间，药味不过 10 味左右，药入煎剂不过三至六钱。方药并不奇特，皆医者习用之品。而且味少量轻，然疗效卓著，所谓"轻可去实"，用药精良者也。

三、善用通络之药

清代名医叶天士创立了"初病在经在气，久病入络入血"之久病入络学说，并制定了络病的治疗大法："通血脉，攻坚垒，佐以辛香行气，是络病大旨。"此说明了初病在气，久病入络是病变发展的规律，年久不愈的沉疴、顽症、痼疾等病势缠延不去，反复发作，导致体内气血流行不畅，脉络中必有瘀凝。《素问·痹论》谓"病久入深，营卫之行涩，经络失疏，故不通"；清代傅山亦指出："久病不用活血化瘀，何除年深坚固之沉疾，破日久闭结之瘀滞。"汪老先生深谙此理，临证疗痹非常重视痹证通络药的使用，并有锐意创新之举。临床上汪老先生常使用丝瓜络、桑枝、威灵仙、首乌藤、海风藤、络石藤、橘络、木瓜、全当归、怀牛膝、秦艽等活络通经药，且一般多以"对药"形式运用，常用药对有：①丝瓜络与桑枝合用；②海风藤与络石藤合用；③威灵仙分别与怀牛膝、秦艽或首乌藤合用；④全当归与秦艽合用；⑤怀牛膝分别与秦艽或海桐皮合用；⑥桂枝分别与秦艽或赤芍合用；⑦杭白芍与全蝎合用等。可谓是汪老先生临证喜用、善用对药的一种体现。

四、精于药物炮制

汪老先生临证时对所处方之药尤为重视药物的炮制，认为医生必须识药，必须明了炮制。在其临床用药上，无论是汤丸膏散的配置和炮制加工都十分讲究，几乎每味药都注明炮制方法和加工要求。如白术、茯苓用土炒，银柴胡用水炙或用鳖血拌炒，玫瑰花去蒂，青礞石用人乳姜汁之煅末，姜竹茹炒透，泽泻、萆薢盐水炒，全当归连须醋炒等等。而在其遣方用药时，也往往会注意药物之间的相须、相使、相杀、相畏等关系，常注明某药与某药同炒，或某药与某药同打烂，如上黄芪与防风同炒，潞党参和枳壳白米同炒，小枳壳与苦桔梗同炒，大豆卷与西秦艽同炒，绿茵陈与焦山栀同炒，桑枝与丝瓜络同炒,全瓜蒌与薤白头同打烂等。汪老先生上述用药之经验,至今仍可师可法。

汪老先生毕生丰富的学术思想与宝贵之临床经验积极促进了我国中医药事业的发展,并得到了很好的传承与发扬。其独特的学术经验风格,至今依然熠熠生辉,足堪后世法之。

（李　享　刘红旭）

第四章 孔伯华

第一节 孔伯华生平传略

孔伯华,名繁棣,字伯华,别号不龟手庐主人。1884 年生(《中医人名辞典》《中医大辞典》《中国当代医学家荟萃》均记为 1885 年生人,本文采用《中国现代名医传》孔嗣伯执笔文)。原籍山东曲阜。孔伯华先生的祖父为清朝进士,精于文学,又擅长岐黄之术;孔伯华自幼耳濡目染,早年攻读文史,14 岁立志专攻医学,遍读家藏善本医书。16 岁随父宦游河北、移居易县时,拜当地著名中医梁纯仁、蔡秋堂老先生为师,两位前辈学识渊博、医术高明,因十分赏识孔伯华先生的才华与为人,遂全力传授其医术,使孔伯华先生尽得其传。23 岁时,其母病危,孔伯华亲自处方煎药,尽孝于床前。此后,更是精研医术,疗效日渐长进,名声广及远近。

1910 年,孔伯华先生 26 岁时,应聘到北京,在清朝政府所设的唯一中医机构——外城官医院(即北京市宣武中医医院旧址)担任内科医官,与陈伯雅、杨浩如、张菊人、赵云卿等同道共事,深得各家教益,并汲取各家之长。1917 年晋绥地区流行鼠疫,1918 年河北流行霍乱,孔伯华先生与曹巽轩、杨浩如、张菊人、陈伯雅等组成防疫队,赴晋绥、河北进行疫病防治工作。孔伯华先生等人深入村庄,逐户访问,一边救治病人,一边宣传防病,取得了显著成绩。其后孔伯华等应当时防疫会的要求,对防疫工作的经验和疗效进行总结,编著了《传染病八种证治晰疑》一书。

辛亥革命以后,孔伯华先生辞去医官,在北京悬壶应诊。此时,孔伯华先生已经誉满京师,闻名全国,与施今墨、萧龙友、汪逢春并称为"四大名医"。

1929 年国民党政府第一次中央卫生委员会议通过了余岩等提出的"废止旧医以扫除医事卫生之障碍案",企图"取缔中医",激起全国人民及中医药界极大愤怒和强烈反对,全国各地中医团体代表云集上海,130 余个团体在上海成立了"全国医药团体联合会",组织"联合赴京请愿团"。孔伯华先生作为华北中医界的代表之一,被推选为临时大会主席,率团赴南京请愿,以孔伯华先生为首的代表团成员据理力争,坚决要求政府取消此项荒谬决议,最终迫使国民党当局收回成命。

1930年,孔伯华先生与萧龙友先生共同创办了北平国医学院,萧龙友先生担任董事长,孔伯华先生任院长。学院聘任的教师均为当时著名的专家学者,如瞿文楼、张菊人、孟庆三、焦会元、孔仲华等。孔伯华先生与萧龙友先生常常亲自带领学生实习。北平国医学院办院15载,学校经费困难,孔伯华先生常以自己的诊费资助学校开支。七七事变后,日伪政府一直企图接管学校,从1942年至1944年,伪政府威逼利诱、软硬兼施,仅办学所用房屋就被迫三次搬迁,孔伯华先生不屑为敌伪驱驰,又不堪百般刁难,最终宁为玉碎,不为瓦全,毅然割爱,于1944年停办。表现了孔伯华先生刚直不阿的高尚民族气节。学校除第12期、13期因停办而未能完成全部学业,发给肄业证书外,共毕业11期。先后培养中医学生近700余人,广泛分布于全国各地,成为中医事业的骨干人才。

新中国成立以后,孔伯华先生积极参与新中国的医药卫生事业,1952年曾专门写信陈述,建议大力培养中医人才。毛泽东主席曾多次接见孔伯华先生,周恩来总理赞扬孔伯华先生"孔老不高谈空理,务求实干"。孔伯华先生逝世后,周恩来总理亲往家中吊唁。

新中国成立后孔伯华先生曾历任第一届中国人民政治协商会议代表、第二届政协全国委员会主席团委员、中华人民共和国卫生部顾问、中国医学科学院学术委员会委员、中华医学会中西医学术交流委员会副主任、北京中医学会顾问等职务。

孔伯华先生年逾古稀,仍不间断诊务,并为新中国的中医事业尽心操劳,终因劳累过度,于1955年3月患病,辗转病榻半年之久。其间,多次受到周恩来总理的亲切关怀,馈赠生活津贴及药物,并亲派专家小组进行抢救,1955年11月23日,孔伯华先生与世长辞,终年71岁。孔伯华先生临终前遗嘱:"儿孙弟子,凡从我学业者,以后要各尽全力,为人民很好服务,以承我未竟之志。"

孔伯华先生一生诊务繁忙,未能将一生积累的经验进行系统总结;古稀之年,常抱病执笔,夜阑达旦。孔伯华先生早年著有《传染病八种证治晰疑》,晚年有《时斋医话》《脏腑发挥》《诊断经验》《中风说》《痢疾说》等,生前均未能付梓,由后人整理为《孔伯华医集》出版。

孔伯华先生悬壶50余载,临证以保元气为主,重视肝脾关系,尤擅长治疗外感热病,因临床擅长应用石膏,而有"孔石膏"之称。

孔伯华哲嗣:孔祥麟　孔嗣伯　孔祥琦　孔少华

孔伯华传人:李淑贞　韩纪元　王季儒　马龙伯　刘德修　潘蔼阳　张汉卿　祝伯东　姚五达　步玉如　杜香严　姚国栋　刘义方　满伯良　满达原　秦后生　刘瑞堂　杨稚清　唐则丰　刘春圃　屠金城　裴学义　宋祚民　曲浦泉　刘振海　马龙骧　钱乐天　刘延龄　王子衡　卫辑五　丁化民

参考文献

[1] 王康久.北京卫生志[M].北京:北京科学技术出版社,2001:586-587.

[2] 黄树则.中国现代名医传[M].北京:科学普及出版社,1985:77-83.

[3] 李云.中医人名辞典[M].北京:国际文化出版公司,1988:103.

[4] 中国中医研究院中国医史文献研究所.中医人物词典[M].上海:上海辞书出版社,1988:79.

[5] 韩光,张宇舟.中国当代医学家荟萃[M].长春:吉林科学技术出版社,1989:430-432.

[6] 中国中医研究院.中医大辞典[M].北京:人民卫生出版社,1995:36.

[7] 朱鸿铭.孔伯华的治学精神[J].河北中医,1984(4):29-30.

[8] 朱鸿铭.孔伯华的治医态度与学术成就[J].山东中医学院学报,1984(3):40-45.

[9] 索延昌.京城国医谱[M].北京:中国医药科技出版社,2000:81-85.

（余　靖　刘红旭　赵文景　张海滨）

第二节　孔伯华学术思想及用药经验总结

一、中医理论方面

孔伯华先生在中医思想上强调整体观,强调人以元气为本。元气充足则能够抵御外邪,难以发病。在诊断方面,最重视脉诊,认为平人之脉贵在有神,意在匀和。在诊断上强调"认症为先,施治为后"。辨证强调两纲六要,不能平列。两纲分别曰阴阳,六要包括表、里、寒、热、虚、实。孔伯华善治湿热病与温热病。

在湿热病病机方面,孔伯华尤其重视脾胃与肝的关系,主张脾胃有病必系肝,肝病必系于脾胃。临证注意脾湿和肝热。指出:"盖湿热之来由,乃木旺土囊,木气乘于土欺而贼之所致者也。是以湿重则热增,湿蒸于中,热淫于内,湿愈重而愈生热,热愈重而湿愈生,湿热蒸腾,则邪为湿固矣。"在治疗上,注意脾湿与肝热的孰轻孰重,依据病势来确定治则治法。

在外感温热病方面,认为除外感疠气及六淫之邪外,人体内的郁热和伏气也是感受温热病的主因。治疗上强调卫气营血同治。认为"卫气营血"既是邪气侵犯人体由浅到深、由表及里的过程,同时也是对疾病严重程度的判断和说明。孔伯华在《论温热病之传变》一文中写道:"叶氏所指营卫气血,乃是说明外感温病轻重时期之不同,病势浅深之不同,其意并非病邪真入营、入卫、入气、入血也,要在示人以辨明表、里、浅、深及治疗缓、急、先、后之门径耳。"并将清热利湿这一治疗大法贯穿治疗过程始终。

二、具体疾病上的临证经验

孔伯华在治疗中风病、神志病、胃病、妇科病上也有自己的特色。

1. 中风病　在治疗中风病上,孔伯华认为,中风病主因火、气、痰、郁等伏邪损伤脏腑,复感外邪而发。在治疗上强调标本同治、内外兼施。立法上既有芳香开窍、清热化痰、镇肝息风、疏通经络等治标之计,又有补益脏腑气、血、阴、阳的治本之法。在治疗中风病的方药中,最具特色且应用频率最高的是麻黄与石膏的配伍,多用于中风初、中期。在火郁发之的原则下,清火散郁,疏散风邪。在此基础上,选用清热豁痰、开窍通络之品,同时配伍或待风邪稍减时,迅即加入镇肝息风之药。在用量上也有鲜明的个人特色,以微量麻黄(0.09~0.6g),配伍大量石膏(9~24g),既宣散风邪不助热,又清里热而不助外邪,疏风清火而不伤正。煎煮时必先煎麻黄并去沫,以缓麻黄发散之力。与许多医家用苏合香丸治疗寒湿痰浊蒙蔽清窍所致的中风相反,孔伯华应用苏合香丸来治疗风火痰郁所致的中风,在清热化痰的同时芳香化浊,使痰浊得芳香而化,从而清风热解诸证。

2. 神志病　孔伯华尤擅治疗神志病,《孔伯华医案》中提到的关于神志异常症状的有24类,病因病机上认为神志病由于肝经湿热、上扰心神所致。肝经湿热导致气郁、痰湿、热邪和血瘀阻碍气机,互结于体内,影响气机的运行,实邪蒙蔽心窍,或心神失养,而发为神志病。在治疗上多采用解郁、豁痰、镇肝为法。用药上多选用莲子心、旋覆花、代赭石、十香返魂丹、竹茹、石决明之品。同时多用鲜品,在使用中药汤剂的基础上加用芳香开窍、豁痰化湿的中成药。如十香反魂丹、紫雪丹等。孔老治疗神志病除清热解郁,豁痰开窍外,用药上以镇肝降气为要。

3. 胃病　孔伯华在《脾胃病论》一文中首先总结了前人的经验,并且指出:"胃气乃人生之根本。胃气壮,则五脏六腑皆壮,身体各部亦无不皆壮,反之则五脏六腑及身体皆弱。"强调胃对人身整体的重要性。强调饮食不洁与不节为诱因,外邪侵袭脏腑,导致胃失和降,气机阻滞,水液不能运化,形成水湿之邪致病。内因方面,孔伯华将肝胃二脏相互联系。病机上主要与肝疏泄功能异常相关,一方面肝失疏泄,肝阳上亢,胃气上逆,则出现呕吐、恶心等症状;另一方面是疏泄太过,出现嗳气、吞酸、胃脘胀痛等症。治疗上认为应以调气机,辨病势为主。胃为传化之腑,主通降。故调畅气机的同时,因势利导,才能达到胃气和降的目的。

4. 妇科病 孔伯华认为妇科病主要是由于湿热所致,在病机上"肝热脾湿"最为主要。在治法上孔老强调清热与祛湿同治,并且强调要辨明热与湿的轻重,随证治之。提出"热者清之,湿者化之,倘只顾治湿,则湿去津伤,内热愈炽;若只顾治热,养阴则更助湿浊,粘着而不去,既须两相并举,又分孰重孰轻,遂证变通……"治法上可归纳为清、化、渗、柔、疏、抑。清是清肝热、血分热;化是化湿;渗是淡渗利湿;柔是柔肝;疏是疏理气机;抑是平抑肝阳。在治疗上常用赤小豆、萆薢清热利湿;旋覆花、代赭石平肝降气;藕节清热固下。在妊娠病的治疗中,孔伯华强调因人而异:"孕中用药之宜忌,必须因人而异、应病而施,泛言某药孕妇忌服,反而误人,遂吾所不取也。"常用凉开三宝以达到安胎的疗效。

三、常用药物

1. 石膏 孔伯华认为石膏性凉,微寒,无毒。认为石膏气轻、质重,则既能泻胃火,又能解肌表,生津液,除烦渴,退热疗狂,散邪热。孔伯华曾经提到:"石膏治伤寒头疼如裂,解肌消烦渴,又能催乳疗斑,可平痈溃疮烂,临证中当从燥、渴、喘、呕四字着眼,从太阴、阳明二经求治。属于邪实火壮者,石膏之用何疑?于应用时犹恐不及也。"查《孔伯华医集》收载内外妇儿约97种病,约90%以上的方案使用石膏,多用于治疗烦躁、喘、渴、喘逆用,外感、内伤杂病用,实证、虚证用,男人、妇人、小儿也用。不仅用于治疗外感热证,也用于治疗内伤杂病。用量少则三五钱,多则半斤或数斤,同时也指出石膏并非百无禁忌,气血虚弱者当禁用。

2. 鲜药 鲜药的使用多见于温热病,叶天士《临证指南医案》中使用鲜荷叶、鲜菖蒲治疗暑邪,薛生白《湿热论》中使用鲜药来治疗湿热,吴鞠通《温病条辨》中清络饮此方几乎全是鲜药。从上述温病大家的经验中总结体会,使得孔伯华临证处方常选用鲜药。如鲜茅根、鲜石斛、鲜荷叶、鲜藕、鲜生地等。其中不论温病和杂病,只要有湿热痰浊蒙闭清窍,都选用鲜菖蒲根,因菖蒲开窍除痰,鲜品对湿热痰浊、蒙闭清窍更为适宜。

四、总结

孔伯华先生将湿热病病因归纳为"肝热脾湿",温热病病因归纳为郁热与伏气复感外邪。在辨证上强调两纲,六要,温热病治疗上强调卫气营血同治。同时强调因人而治,因时而治。在治疗用药上善用石膏,并且认为不仅外感热病可用,内伤杂病也可用,而且使用剂量大。善用鲜品,清热化痰通窍。善用中成药,辅助中药汤剂达到治疗效果。

参考文献

[1] 王康久.北京卫生志[M].北京:北京科学技术出版社,2001:560.
[2] 徐江雁.医德医术誉京城,口口相传"石膏孔"记"北京四大名医"之一孔伯华[J]. 北京中医,2006,25(10):3.
[3] 北京中医学会.孔伯华医集[M].北京:北京出版社,1988.
[4] 田博,国华,张雪亮.孔伯华"卫气营血"同治法浅论[J].中国中医基础医学杂志, 2015(11):2.
[5] 朱鸿铭.对孔伯华论治胃病的研讨[J].河北中医,1985(4):2.

（周莹洁　尚菊菊）

第三节　孔伯华应用石膏的临床经验

孔伯华先生是我国近代一位杰出的中医学家和中医教育家,为北京四大名医之一,孔老先生是位温病学派大家,在学术上有着鲜明的特点,先生继承和发展了温病学说,并将其推广到既治疗外感热病又治疗各种内伤杂病。用药上极有特色自成一路,在温病学派偏寒凉注重养阴化湿的基础上,善用滋阴清热、芳化淡渗之品治疗温热病及内伤杂病。先生认为今人的体质多见阴虚、肝热、脾湿,也可以说"郁热伏气"的体质,感受外邪则发为伏气温病,为饮食劳逸情志所伤则为内伤杂病。临床立法针对阴虚肝旺者治以滋潜柔肝、诸内热者治以清透内热、脾湿盛者治以芳化淡渗。先生以这几条主线为基础执简驭繁,随症加减,形成一整套疗效卓著的温病与杂病的辨证论治体系。

先生主张:"医之治病,首先在于认症;将症认清,治之则如同启锁,一推即开。认症之法,先辨阴阳,已求其本,病本即明,虚、实、寒、热则迎刃而解。"正是认症为先、施治为后;议病为先、议药为后。若但知以执某方某药治某病,不论因时、因地、因人,不审脉、何因、何证,是冀病以就方,非处方以治病,辨之不明,焉能用之无误。殊不知辨证施治之妙,实由辨证之真;寒、热、虚、实,不昧于症而又不惑于症;汗、吐、下、和,不违于法而又不泥于法;否则疑似甚多,临症莫决,见病治病,十难效一。要知芩连姜附,尽可起死,参术硝黄,并能回生,唯在用之当与不当耳。

先生善用妙用巧用石膏,亦早为中医界所诚服,人送美称"石膏孔"。不唯于外感方面运用石膏得心应手,且于杂病方面亦用当通神。那么历代名家对石膏是怎样认识的呢?

《神农本草经》谓其性微寒,主中风恶寒发热,心下逆气,惊悸,气喘,口干舌焦,不能休息,腹中坚硬疼痛,且宜于产乳,金疮。

《名医别录》谓其性大寒,除时行邪气,头痛身热,三焦大热,皮肤热,肠胃中隔热,解肌发汗;止消渴烦逆,腹胀曝气喘息,咽热。也可煎汤外洗。

《药性论》治伤寒头痛如裂,壮热,皮如火燥,烦渴,解肌,出毒汗,主通胃中结,烦闷,心下急,烦躁唇口干焦。

《日华子诸家本草》治疗流行性热狂,头风眩晕,下乳汁,补健牙齿。

《疫疹一得》谓石膏性寒,大清胃热;性淡气薄,能解肌热;体沉性降,能泄实热。

《本草新编》夫石膏降火,乃降胃火,而非降脏火也,石膏泻热,乃泻真热,而非泻假热也。

《本草正》谓石膏,阳狂热结,热毒发斑,发黄,火盛载血上,大吐大呕,大便热秘等证,皆当速用。

《医学衷中参西录》谓石膏,凉而能散,有透表解肌之力。外感有实热者,放胆用之,直胜金丹。

孔老先生认为,石膏性凉、微寒、无毒,谓石膏大寒之说,主要倡于唐、宋之后,沿袭成风,习而不察,畏如虎狼,医者多误认为大寒而煅用之,则宣散之性变为收敛,以治外感有实热者,竟将其痰热敛住,凝结不散,用至一两足以伤人,是变金丹为毒品。固更置而不用,其实错不在石膏,而在煅用之,其猛烈犹可伤人。先生认为,凡内伤外感,病确属热,投无不宜。其体重能泻胃火,其气轻能解肌表、生津液、除烦渴、退热疗狂、宣散外感温邪之实热,使从毛孔透出;其性之凉并不寒于其他凉药,但其解热之效,远较其他而过之;治疗伤寒之头痛如裂、壮热如火尤为特效,并能缓脾益气,邪热去,脾得缓而元气回;催通乳汁,阳燥润、乳道滋而涌泉出;又能用于外科,治疗疡之溃烂化腐生肌;用于口腔糜烂;胃热肺热之发斑发疹更属要药;其他之卓效难以尽述,唯气血虚证在所当禁。

至于所用剂量,先生认为,石膏之质最重,七八钱不过一大撮耳。以微寒之药,欲用一大撮扑灭寒温燎原之热,又何能有大效。如用生石膏治疗外感实热,轻则两许,若实热炽盛甚则倍用,治疗内伤杂病亦是如此。先生胆大心细,亦因患者病情轻重、年龄大小、性别之男女等而定剂量,少时三五钱,多至半斤,甚至数斤煎煮代水饮用。

具体临床应用石膏常用于哪些证候、哪些疾病?

先生讲石膏能化暴胜之阳,能解在胃之聚,故烦躁得治。如小青龙汤证,心下有水气、肺胀、咳而上气、脉浮、烦躁而喘,即加石膏;大青龙汤之用石膏,亦是在于有烦躁;白虎加人参汤之用石膏,是在于大烦渴不解,舌上干燥而烦;竹皮大丸证之用石膏,是在于中虚烦乱。

石膏能泻火润燥,故渴得治。白虎加人参汤证曰大渴,曰大烦渴不解,曰渴欲饮水,白虎汤证虽未明言渴而言里有热,渴亦在其中矣。

石膏化其在中之热,气自得下而喘自治矣。越婢加半夏汤之治其人喘,肺胀,使半夏与石膏为伍,以奏破饮镇坠之效,小青龙汤加石膏以治烦躁而喘;木防己汤用石膏在于其人喘满;麻杏石甘汤用石膏在于汗出而喘。

石膏热解气自平,呕逆亦遂自止也。竹叶石膏汤证之欲吐;竹皮大丸证之呕逆,据呕吐而应用石膏之法。

综上所叙石膏一药,烦躁、喘、渴、喘逆用,外感、内伤杂病用,实证、虚证用,男人、妇人、小儿也用,总之遇热证即放但用之,起死回生,功同金液,能收意外之效。

(裴学义　裴　胜)

第四节　孔伯华治疗惊风抽搐的经验

孔老后人收集其医案,成《孔伯华医集》一卷,其中收入小儿惊风抽搐医案19则,成人抽搐6则。归其类,有如下特点。

一、以镇惊息风、止抽定搐为大法

25则中,肝胆热盛15例,痰热证6例,食滞化热4例;孔老认为惊风抽搐以食、火、痰、惊为主证。食证的特点为有暴饮暴食史,口臭、舌苔黄白厚,大便秘结,面赤而惊;火证的特点为面红目赤,口舌生疮,壮热不退,抽动有力;痰证的特点为喉间痰鸣,舌苔黄腻;惊证的特点为面青易惕,神情呆滞。虽有如此之分,临证之时的表现,必会有所偏重,或并重。故在临证之时,虽有食、火、痰证,但总以惊风抽搐为表现,故应根据其临床表现的不同、病情的轻重、邪气的深浅主次,在施以清热、化痰、导滞、疏表、表里内外兼治诸法之外,皆以镇惊息风、止抽定搐为大法及主旨。

二、配以中成药同服

纵观孔老医案,其常以中成药配在汤剂之后同服,以加强疗效。其用法:可以布包同煎;亦可分冲、分吞或和入;其用量:可为一粒;亦可为四分之一角或六分之一角;也可分二次化入。用法之灵活、多样,与其他老中医多有不同。笔者通过对病案的分析,认为之所以有上述之不同,与患儿的病情轻重、年龄大小不同有关。

孔老喜用的中成药有:太极丸表里双解、清滞热、通腑气;牛黄镇惊丸镇惊安神;牛黄抱龙丸镇惊息风;至宝锭凉化导滞;磁朱粉重镇息风;紫雪丹清热通腑;安宫牛黄丸清热息风开窍;苏合香丸芳香开痰;羚羊粉清肝息风;益元散清化和中。

三、治惊常用药

生石膏、生石决明、磁石、钩藤、薄荷、竹茹、莲子心、龙胆草、知母、地骨皮、杏仁、全虫、桑寄生等。

便秘者,加酒大黄、莱菔子、玄明粉。

四、孔老用石膏

孔老喜用石膏,而得"石膏孔"之美名。一般人皆谓石膏味辛凉、性大寒,孔老认为:石膏之味是咸而兼涩,之性凉而微寒,是清凉退热、解肌透表的专药,凡内伤外感,病确属热,投无不宜。

《神农本草经》记载石膏性微寒,宜于产乳,主治口干舌焦不能息。《伤寒杂病论》有十余个方子用石膏,如烦躁、渴、喘、呕吐等,用之无不效。孔老十分赞赏及钦佩,于是宗先圣之大法,参后贤之精议,据临证之所验,认为:石膏体重能泻胃火,气轻能解肌表,生津液,除烦渴,退热疗狂。孔老告诉后人:石膏一药,遇热证即放胆用之,起死回生,功同金液,能收意外之效,绝无偾事之虞。

五、孔老用药小经验

宋祚民系孔老亲传弟子,其回忆:孔老在治疗惊风抽搐时,常用少量麻黄(一分)伍以生石膏(八钱),以轻灵祛风达窍;治中风,常用辛夷清宣疏风,用穿山甲通脑络,其开窍通络的作用,比水蛭等药稳妥,不破血,又能活血化瘀;对抽脊髓检查的患儿,常在方药中加入土鳖虫,以续绝伤;对神情迷离的脑病患儿,可用十香反生丹配合汤药服用效果好;在用丸药时,孔老喜欢将安宫牛黄丸与苏合香丸合用,二药配合,凉开温开并用,豁痰开窍,息风通络,对急症效果好。对急症稍缓和一些的病人,孔老常将牛黄清心丸和大活络丹配合应用,与安宫牛黄丸与苏合香丸合用有异曲同工之妙,同样具有豁痰开窍,息风通络的作用。

六、孔老传人治验

宋祚民1940年入孔老办的北平国医学院学习,毕业后,又在孔老身边随侍伴诊两年,深得孔老喜爱而得其真传甚多。行医六十多年,将孔老的经验融化在张张处方中,并有所发展。2005年宋老治疗一脑病患者,疗效颇佳,介绍如下:

徐某,男,5岁,2000年3月1日初诊。家长诉:患儿因视物不清,呕吐抽风,伴智力低下3年,因久治不愈而求诊于宋老。患儿每晚睡前尚无不适,睡后10~15分钟,即先作呕恶伸舌,随发抽动,先左手后右手瘛疭,继而下肢腿脚搐动,伴呼吸急促,面色绀紫,每次需到附近医院急诊抢救:吸氧、针刺、输液等,约30~60分钟方见苏醒。医院专家检查,患儿脑髓窍肿胀,脑干增宽,化验检查:巨细胞病毒阳性,1∶6 400。故确诊为巨细胞病毒感染。由于长期服用西药,不能控制病情,即请中医诊治。

现症:患儿语言不清,只能在一米之内看到其家人,但视物不清,不能分辨颜色,有时不能辨别父母。其眼内视,面黄消瘦,白天时时伸舌,情不自主,搬凳移椅时时不停,身体乱动。每晚睡后10~15分钟出现呼吸不均,烦躁欲呕,喉间痰声辘辘,随即瘛疭抽搐,面唇发绀紫。纳食一般,大便日行一次,舌质淡红,苔白略厚,脉象弦滑见细。中医证属:邪毒侵袭脑髓,痰浊阻滞,清窍不利,蒙蔽神志,肝风内动。宜用镇肝息风,利窍豁痰,逐瘀通脉,醒神明目之法。药用:胆南星5g、法半夏6g、石菖蒲10g、川郁金6g、生石决明20g、白蒺藜10g、杭菊10g、杭芍10g、天麻10g、钩藤10g、苏地龙10g、威灵仙6g、全蝎3g、山甲珠3g、夜明砂6g、水红花子10g、忍冬花藤各10g。

患儿服用上方加减治疗一个月,抽动次数已逐渐减少,于睡前呼吸不匀时易于发作,但时间短,当抽搐较重时或连日频发,上方即加僵蚕,蝉衣,亦曾用过蜈蚣数次,或全蝎加量由1.5g至5~6g。舌苔厚纳食差时,则加用鸡内金,咽红便干时,加用连翘或决明子,再服。

服药至8月,儿童医院测试:智商较前提高,回答问题回应快速,反应较前灵敏;但视野仍窄,视力差,经查眼底可视到中枢部有白斑。服药至11月份,曾患感冒一次,高烧达到39℃,但未见抽风发作,服药至转年2月,其言语清晰,可数至100,还可背诵简短诗句,其视力可数芝麻粒,能辨别颜色。经查病毒已阴性(由1:6 400降至1:400)。又服中药一月,停中药,患儿共服药数百付。其面已见丰润,体质壮实,纳食二便正常。精神好,反应灵敏,智能、智商、视力皆逐渐近于正常同龄儿童。

此患儿西医诊为:巨细胞病毒性脑炎,中医证属:痰浊阻滞,肝风内动。故以镇肝息风,利窍豁痰为大法,方中石菖蒲、川郁金、胆南星、法半夏利窍豁痰;生石决明、白蒺藜、天麻、钩藤镇肝息风;威灵仙、苏地龙、全蝎息风通络;杭芍、水红花子育阴柔肝;杭菊、忍冬花藤柔肝明目,清除毒邪;山甲珠宣窍逐瘀,疏通经脉,直达病所;夜明砂活血消积,去翳明目,治惊悸目盲。

宋老依孔老治惊风之法,虽火热不重,但痰浊偏盛,引动肝风,用石菖蒲、川郁金、胆南星、法半夏利窍豁痰;再以生石决明、白蒺藜、天麻、钩藤镇肝息风;配以通络柔肝,宣窍逐瘀,疏通经脉,活血消积等综合调理,一年余,终见效。

总之,孔老治疗小儿惊风抽搐以食、火、痰、惊为主证。以清热抑惊、化痰息风、导滞镇惊、芳化疏表、表里内外兼治为大法。灵活掌握,以达到治惊息风、止抽定搐目的。

(宋祚民指导　李　建　宋文芳　叶明整理)

第五节　孔伯华文献计量学分析(1949—2021)

孔老在创办中医教育的过程中,对于中医学的教育教学都有相关论著,如《论中医学》《中医教育》等,其成就确然可谓通贯古今,对现代的中医理论、中医教育及临床研究都有重要的指导作用。但由于孔老一生诊务繁忙,无暇著述,至其晚年开始整理生平经验,奈何在未能完成愿望的情况下就离开了人世,故生前均未能付梓,托由后人整理,其学术思想在其门人和后裔所著书籍及文章中有较多体现,其中以《孔伯华医集》为代表。此外,新中国成立以来亦有各家对孔老学术思想进行分析,现将新中国成立以来对孔老学术思想研究概述如下,以飨同道,绵延其光。

一、资料与方法

1. 资料来源　利用中国期刊全文数据库(CNKI)、万方数据库(Wanfang Database)、维普网(VIP)、中国生物医学文献数据库(CBM)等中文数据库检索1949—2021年间收录有关孔伯华学术思想研究的文献,以"孔伯华"OR"北京四大名医"为主题词等进行检索,排除无关文献及新闻、消息等。

2. 研究方法　将各个数据库筛选的文献合并后去重,再以 RefWorks 格式导出,运用 CiteSpace 对相关文献发表年份分布、期刊分布、关键词的相关文献情况以及研究内容等方面做以分析。

二、结果

1. 年份分布情况　本研究检索到1949—2021年间有关孔伯华的相关文献共36篇,其中收录的第一篇文献于1958年发表,从1960年开始以5年为一个单位区间分析发文量变化,见图2-4-1。

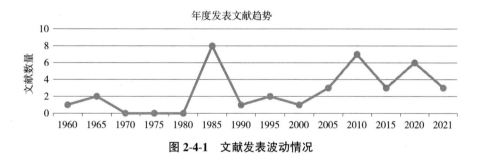

图 2-4-1　文献发表波动情况

2. 期刊分布情况　从登载期刊上看,检索到的36篇文献分布在22种期刊上,登载文献数在2篇以上的期刊有6种,共载文20篇,占55.57%,见表2-4-1。其中,北京中医药登载7篇,中医杂志登载5篇。

3. 文献研究内容　对纳入的36篇文献进行归类分析,可以看出主要研究内容包括孔老的生平介绍、学术思想、临床经验及医案等。在这些文献中以论述孔老学术思想及临床经验方面的文章为最多,其次为有关京城四大名医论著,这表明除了孔老个人的经验外,其与四大名医的相关学术思想可能经常被同时提及论述。

表 2-4-1　发表期刊及数量

期刊	文献数（篇）	占比
北京中医药 / 北京中医	7	19.44%
中医杂志	5	13.89%
中国中医急症	2	5.56%
中国中医基础医学杂志	2	5.56%
北京中医药大学学报	2	5.56%
河北中医	2	5.56%
其他	16	44.43%

4. 关键词分析　除去"孔伯华"这一常规关键词，频次 >2 次的关键词共有 18 个，见表 2-4-2。其中 8 个关键词为单味中药名，提示孔老对某些单味药的运用有独到的认识和经验。

表 2-4-2　关键词频次统计（频次 >2）

关键词	频次	关键词	频次
生石膏	8	中风	2
临床经验	5	紫雪丹	2
青竹茹	4	数据挖掘	2
石决明	4	白蒺藜	2
桑寄生	4	北平国医学院	2
川牛膝	3	温病	2
用药规律	3	滑石块	2
旋覆花	3	学术经验	2
京城名医	2	妇科疾病	2

三、讨论与分析

本研究从发表年份趋势分布、期刊分布特点及临床经验、用药特点几个方面讨论，具体分析结果如下：

1. 研究成果总体增长，局部波动　从年度发文趋势看，1949—2021 年间文献发表大致可分为三个时期：①缓慢起步期（1958—1980）：此时期对于孔伯华文献研究较少,可能与新中国成立之初收载文献不全有关,而在1970—1980年间发文量为0,可能与"文化大革命"的时代背景相关。②快速增长期(1980—1990):在此阶段文献研究数量达第一个高峰。自1978年改革开放后,各家学术争鸣,中医学术亦开始繁荣,故在此阶段总体发文呈较快增长的趋势。③稳步增长期(1990—2021):1990年后对孔伯华学术思想的研究文献数量总体呈上升趋势,表明了近年来学术界对于名医学术思想传承的重视。尤其是在2000—2010年间发文量二次达顶峰,这与2002年北京市中医管理局对二十世纪北京中医发展史研究进行立项以及北京四大名医研究课题立项密切相关。由此可以推断基金支持可以促进名医学术思想研究以及传承工作的进行,故相关基金应流向此类课题,以促进更全面、系统的研究成果产出。

2. 期刊质量较高,学术影响较大 从发文期刊看,按2021年中国科技论文统计源核心期刊分类法统计,相关的22种期刊中有16种为核心期刊,载文30篇,占比83.33%。其中4种为中国中医药分级目录中T1、T2区期刊,载文11篇,占比30.57%,表明收纳期刊文献质量高,在国内有一定影响力。总的来说文献登载的分散度比较大,以北京地区为主,涉及全国多个省市地区,可见孔老的学术思想仍对北京地区乃至全国中医药事业的发展产生着较重要的影响。今后这些具有学术引领作用的期刊可以尝试开设专门的名医传承的研究专题,定期刊登最新高质量、高水平的研究成果,同时也扩大期刊本身的学术影响力。

3. 研究成果丰富,形式多样 通过对文献的分析,可以看出基于"北京四大名医研究"等立项课题的开展,对于孔伯华学术思想的研究是从无到有,从开始较为零散的研究方向逐步过渡成为系统全面的研究形式。特别是随着大数据时代的到来,数据挖掘技术在名老中医经验传承方面的应用也日臻成熟,其中古今医案云平台、SPSS软件等软件被广泛应用于孔伯华临床经验挖掘中。通过不同数据挖掘技术探究孔老在外感、内伤杂病中的治疗思路及用药规律,从多维度对孔老的思想进行探索,为现代中医临床诊治提供了宝贵经验。

4. 关键词分析 从高频关键词看,近些年对于孔伯华学术思想的研究大致可归于三个方面,分别是:临证经验、用药规律及学术思想,故本研究从此三方面论述新中国成立以来对孔伯华学术思想研究。

(1)治病求本,先别阴阳:《素问》中云"察色按脉,先别阴阳",孔老遵《内经》之意,倡"认证之法,先辨阴阳,以求其本"。阴阳之别,有脉、证、邪、素体之分。辨脉、证阴阳可明表里寒热虚实,辨邪可明机体伤阴伤阳,辨素体以明阳气或阴津之不足,据证可补气或滋阴。三者尤重素体阴阳,阳盛阴虚者辛凉通降,阳气被伤者法以温中健脾固本。

(2)审证求因,尤重湿热:孔老以善治温病著名,对内外妇儿等各科杂病亦有所长,其中对于湿、热两邪致病有其独特认知,提出了"湿热何其多"的观点,强调湿热之邪在外感温病及内伤杂病中致病的地位。四时温病多因伏邪内蕴,同气相求,内外相召发病,孔老认为伏邪以阴虚、湿热为主,其中湿热可化燥伤阴,更为主导。治疗上强调体质各异引起的阴脏、阳脏之分,分"湿重于热"和"热重于湿"两种证候,运用卫气营血体系,灵活选取清、透、疏、解等法两分湿热。而内伤杂病中则更注重湿热产生的脏腑所在,"脾属土而主肉,藏意而恶湿,寄在中央,养于四旁"。孔老在内伤诊治中强调重视肝脾关系,认为肝郁脾虚酿生湿热从而提出"肝热脾湿"的观点,故在治疗上以调肝、治脾为主要治则,选用清肝、疏肝、祛湿等法。

(3)药性发挥,别出心裁:《神农本草经》谓石膏"其性微寒,主中风恶寒发热,心下逆气,惊悸,气喘,口干舌焦,不能休息,腹中坚硬疼痛,且宜于产乳,金疮",后世多因能大清胃热、解肌热之力常用于热病。孔老认为石膏可化暴胜之阳,解在胃之聚,常从躁、渴、喘、呕四处着眼,不仅将其用于宣散外感温邪之实热,还将其灵活运用于外科溃疡斑疹等病,使用剂量则强调应根据病情轻重、年龄性别等灵活而定。因每每能起沉疴之效,而为医林所仰,病患信赖,故有"石膏孔""孔石膏"之称誉。除石膏外,孔老还擅用石决明、桑寄生等药。石决明既可清肝潜阳又可清热祛邪,为孔伯华治疗肝热脾湿,真阴不足之主药。桑寄生入肝肾经,具补肝肾、强筋骨、祛风湿等效,世人多用于风湿痹痛、腰酸膝软等病。《孔伯华医集》中用桑寄生方者多达240余首,病名涉及外感、眩晕、中风、心病、风湿疼痛等。由此可见,孔老对于药性的发挥可谓是别出心裁。

(4)芳香透窍,汤丸并进:善用鲜药是孔伯华治疗温病的特色用药,如鲜藿香、鲜佩兰、鲜薄荷等,取其芳香清轻,清灵通窍,除秽透达。先生注重并善用芳香透窍之法,与其对湿热病的认识有直接关系。此外对于一些疾病缠绵难愈、中风病等,常以含有麝香、冰片等芳香开窍药物的丸散,以增强疗效。汤丸并用亦是孔老弥补汤药不足的协同手段,其医案方后常有中成药两三种,如和胃健脾的左金丸、保和丸,补肾助阳的龟鹿二仙胶、金匮肾气丸。孔老将其广泛应用于神志病、妇科病、外感热病等,如热病常以郁热为核心病机,先生一方面用藤类药配合苏合香丸温开以通络调气,另一方面用旋覆代赭汤配合凉开三宝降气逆、护心神。

四、小结

孔伯华是近代京城四大名医之一,是杰出的温病大家,对于内伤杂病、外感热病辨治均有独特经验和学术特点。本文基于文献计量学,分析了1949—2021年间学者对于孔伯华的研究,内容主要集中于临证经验、学术思想及用药特色三个方面;通过期刊分布,可以看出孔老思想对于燕京学派地区乃至全国均具有一定的影响力,后人通过不断总结孔老的经验,目前已取得了一定的研究成果,但存在如下问题:①临床经验和学术思想的全面整理和深度剖析是名医经验传承创新的核心问题,目前对于孔老学术经验传承研究方式虽趋于多样化,但主要医案资料来源于《孔伯华医集》,一定程度上难以全面地反映孔老学术思想的本质内涵,这可能是下一阶段继承名老中医经验的着眼所在。②在名医经验传承中,纵向梳理学术继承脉络是一个必要环节,这可以为名医经验整理提供基础架构支撑。但是本次研究相关文献中尚无孔老相关的学术传承脉络,故当下梳理孔老学术流派传承的脉络框架是推进其传承系统化建设的重要议题。

参考文献

[1] 张镜源,孔嗣伯.孔伯华学术评传[M].北京:中国盲文出版社,2015:7-31.

[2] 王康久.北京卫生志[M].北京:北京科学技术出版社,2001:560.

[3]《孔伯华医集》整理小组.孔伯华医集[M].北京:北京出版社,1988.

[4] 骆长永,于河,李勋欣,等.基于CiteSpace对名老中医研究领域现状和发展趋势的可视化分析[J].现代中医临床,2021,28(4):52-57.

[5] 符浩楠,何寅家,张蓉,等.孔伯华治疗眩晕用药与治则的数据研究[J].世界科学技术:中医药现代化,2021,23(10):3814-3820.

[6] 王卓,徐世杰.孔伯华辨治中风病思路与用药特色初探[J].北京中医药,2020,39(3):265-269.

[7] 李岩,鲁兆麟.浅谈孔伯华对湿热之邪致病的认识[J].北京中医药大学学报,2004(2):16-18.

[8] 王世民.孔门脾湿肝热说与特色用药附余[J].世界中西医结合杂志,2007(11):621-622.

[9] 马龙伯.孔老妙用石膏的临床经验简介[J].北京中医,1982(3):2-5.

[10] 裴胜,孙艳平,裴学义.孔老应用石膏的临床经验[J].北京中医药大学学报(中医临床版),2008(3):37-38.

［11］杨利侠,朱西杰.北京名医孔老运用桑寄生特色探析［J］.四川中医,2004(8):1-2.

［12］周旭生.孔伯华芳香透窍学术特色浅识［J］.中医文献杂志,2001(2):10-11.

［13］王卓.孔伯华五种常用中成药的运用经验研究［D］.北京:中国中医科学院,2020.

［14］吕子畔,黄仲羽,刘凤斌,等.基于知识图谱的名医经验传承模式探究［J］.世界科学技术:中医药现代化,2020,22(12):4200-4204.

（连妍洁　刘红旭）